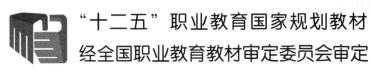

"十二五"职业教育国家规划教材

经全国职业教育教材审定委员会审定

供高等职业教育护理、助产等医学相关专业使用

精神科护理

（第2版）

主　　编　于丽丽

副 主 编　施忠英　吕文艳　马文华

编　　者　（以姓氏汉语拼音为序）

李小平（广州卫生职业技术学院）

刘全荣（襄阳职业技术学院）

吕文艳（南阳医学高等专科学校）

马文华（沧州医学高等专科学校）

施忠英（上海交通大学医学院附属精神卫生中心）

万丛芳（毕节医学高等专科学校）

王　卉（四川卫生康复职业学院）

于丽丽（山东中医药高等专科学校）

张　融（长沙卫生职业学院）

朱　琳（山东中医药高等专科学校）

科学出版社

北　京

内 容 简 介

精神科护理是护理、助产专业学生必修的一门专业课程，也是精神医学不可缺少的重要组成部分。本教材包含精神障碍的基本知识、治疗过程的护理和各类精神障碍患者的护理等内容，共14章，章节内含有"案例""链接""医者仁心""自测题"等模块。本教材章节名依据《疾病和有关健康问题的国际统计分类》第十一次修订版的分类进行了调整，融入课程思政，结构新颖，重点突出，内容贴近学生、贴近社会、契合学生将来所从事工作岗位能力的需求。

本教材可供高职高专护理、助产专业学生使用，也可供临床护理工作者学习和参考。

图书在版编目（CIP）数据

精神科护理 / 于丽丽主编 . —2 版 . —北京：科学出版社，2023.5
"十二五"职业教育国家规划教材
ISBN 978-7-03-073914-8

Ⅰ.① 精…　Ⅱ.① 于…　Ⅲ.① 精神病学 – 护理学 – 高等职业教育 – 教材
Ⅳ.①R473.74

中国版本图书馆 CIP 数据核字（2022）第 220539 号

责任编辑：丁海燕/责任校对：杨　赛
责任印制：霍　兵/封面设计：涿州锦晖

版权所有，违者必究。未经本社许可，数字图书馆不得使用

科学出版社 出版
北京东黄城根北街16号
邮政编码：100717
http://www.sciencep.com
三河市骏杰印刷有限公司　印刷
科学出版社发行　各地新华书店经销
*
2014年6月第 一 版　开本：850×1168　1/16
2023年5月第 二 版　印张：8 1/4
2024年1月第五次印刷　字数：249 000
定价：**39.80元**
（如有印装质量问题，我社负责调换）

前　言

　　精神科护理是精神医学与护理学相结合的交叉学科。它是建立在护理学基础上的一门专科护理学，以护理学理论联系实际原则为基础，从生物、心理、社会三个方面研究和帮助精神障碍患者，促进全人类的身心健康。

　　本教材在第1版的基础上，以生物-心理-社会医学模式为指导，围绕精神科护理工作岗位能力的需求，突出护理专业特点，以学生为中心，对教材内容及结构进行改革，使内容贴近学生、贴近岗位、贴近社会，突出职业教育技能培养目标。与前一版相比，第2版教材最大的变化是根据《疾病和有关健康问题的国际统计分类》第十一次修订版的分类，对章节命名进行了调整，如将"器质性精神障碍"改为"神经认知障碍"；将"神经症性障碍"分解为"焦虑与恐惧相关障碍""强迫及相关障碍"等；将"精神发育迟滞"改为"智力发育障碍"。在教材设计中，融入课程思政，新增"医者仁心"模块，充分挖掘学科与职业相关的思政元素，丰富思政教育内容，落实立德树人的根本任务。

　　本教材共14章，包含精神障碍的基本知识、治疗过程的护理和各类精神障碍患者的护理等内容。在编写过程中贯彻教材的思想性、科学性、创新性、启发性原则，围绕教学目标，在章节中穿插了以下内容：章节前设计案例，将章节内容的学习目标融入案例的问题中，让学生带着问题学习；章节中设计"链接""医者仁心"等模块，以拓展学生知识，开阔学生视野，激发学生学习兴趣，同时将课程思政贯穿始终，实现育人目标；章节末设计自测题，帮助学生检测学习效果，巩固学习内容。

　　二十大报告中提出"增进民生福祉，提高人民生活品质"，其中之一就是要"推进健康中国建设。人民健康是民族昌盛和国家强盛的重要标志。把保障人民健康放在优先发展的战略位置，完善人民健康促进政策……重视心理健康和精神卫生"。本书在内容编排上始终贯彻以患者为中心的理念，以护患沟通、治疗、护理、康复等专业化内容为载体，培养学生尊重患者、关爱患者的职业素养，深刻践行二十大报告中以人民为中心的发展思想，推进健康中国建设。

　　本教材在编写过程中得到了各编写人员所在单位领导的关心和支持，在此一并表示诚挚的感谢。

　　鉴于编者学识和能力有限，教材中若有不足之处，恳请广大师生、同仁和读者提出宝贵意见，使之日臻完善。

编　者
2022年10月

配 套 资 源

欢迎登录"中科云教育"平台，**免费**数字化课程等你来！

"中科云教育"平台数字化课程登录路径

电脑端

▶ 第一步：打开网址 http://www.coursegate.cn/short/3MOLU.action

▶ 第二步：注册、登录

▶ 第三步：点击上方导航栏"课程"，在右侧搜索栏搜索对应课程，开始学习

手机端

▶ 第一步：打开微信"扫一扫"，扫描下方二维码

▶ 第二步：注册、登录

▶ 第三步：用微信扫描上方二维码，进入课程，开始学习

PPT 课件，请在数字化课程中各章节里下载！

目　录

第1章 绪 论

第1节 概 述

一、概 念

（一）精神病学

精神病学是临床医学的一个分支学科，是研究精神疾病的病因、发病机制、临床表现、发展规律、治疗、预防及康复的一门临床学科。

（二）精神障碍

精神障碍是指在各种生物、心理、社会环境等因素的影响下，人的大脑发生病理生理变化使其功能损害，导致其认知、情感、行为等精神活动出现异常的总称。

（三）精神科护理

精神科护理是以精神病学为指导，研究人类异常精神活动和行为的护理、保健及康复的一门学科。它是精神病学的重要组成部分，也是护理学的一个分支。精神科护理是建立在护理学基础上的一门专科护理学，目的在于预防和治疗精神方面的障碍，以维持和促进民众精神健康。

二、精神科护理发展简史

精神科护理是随着精神医学和护理学的进步而发展起来的，它的发展经历了艰难而漫长的道路。自古以来人类社会就有照顾患者的功能存在，这种照顾便是"护理"的原始形态。1860年以前，西方国家将严重的精神障碍患者收容在门禁森严的机构里，由男性助理员看守。助理员从未受过医护训练，收容机构像监狱一样管理患者。专业的护理开始于19世纪中叶，南丁格尔在英国伦敦开办护理学校，而精神科护理作为一种职业是在19世纪后期才出现的。1873年，美国的琳娜·理查兹女士从护校毕业并从事精神障碍患者的照顾，后来她成功制订出一整套精神科护理计划，从而奠定了精神科护理的基础模式。1882年，在美国马萨诸塞州的马克林医院，创立了第一所精神科护士学校，学制两年，主要学习保护患者和管理病房的技巧。

20世纪30年代后，精神科护理的角色地位渐渐发生了一些改变。由于精神科治疗方法的快速更新，如睡眠疗法、胰岛素疗法、精神外科疗法、电休克治疗、精神药物等相继问世，治疗效果明显改善，住院患者人数不断增加，需要大量有经验的专科护理人员来承担护理工作，因此精神科护理人员首次在精神科治疗中获得了有意义的角色地位。患者经新的治疗方法改善症状后，变得更能够接受心理治疗，从而促进了心理治疗对精神疾病的效果。这种倾向也对精神科护理提出了新的要求，精神科护士的工作从对患者的生活护理扩展到治疗性护理，护士要每时每刻注意患者的心理变化，注重心理护理技能的学习和提高。随着医学模式的改变（即从生物医学模式到生物-心理-社会医学模式），现代精神科护理的概念已由单纯护理患者的躯体问题扩展到关心与处理患者的躯体、心理、社会功能问题，从而丰富了精神科护理的内涵。

中华人民共和国成立后，我国的精神科护理事业开始逐步走上正轨，各级精神病院在各地先后建立，大量受过培训的专业护士加入到精神科护理的队伍中。1985年10月在山东济南召开了第一次全国精神科护理学术交流会。中华护理学会在1990年成立了全国精神科护理专业委员会，极大地促进和推动了我国精神科护理的发展。

 链接 21世纪初我国精神卫生工作状况

　　进入21世纪以来，随着经济社会的发展和大众精神健康需求的提高，我国的精神卫生工作受到了党和政府前所未有的重视。2001年，卫生部、公安部、民政部、中国残联等部门联合召开了第三次全国精神卫生工作会议。2002年下发了《中国精神卫生工作规划（2002—2010年）》。2009年，国家启动基本公共卫生服务项目，社区重性精神疾病患者管理服务被纳入其中。2012年10月26日，全国人民代表大会常务委员会审议通过了《中华人民共和国精神卫生法》。此后，国家层面出台了多项政策、规划，进一步提升了精神卫生综合管理服务、全民心理健康服务水平。

第2节　精神科护理工作的范围与任务

一、工 作 范 围

　　随着医学的发展，精神科护理工作已从过去只重视躯体疾病，拓展到生理、心理及社会的整体护理，从患者恢复健康延伸到健康人保持健康。精神科护理工作的范围一般包括以下几个方面。

　　1. 基础护理　精神障碍患者由于疾病的影响，一般生活自理能力下降或缺损，护理人员要协助患者做好个人卫生、饮食护理、睡眠护理、用药护理等工作。

　　2. 安全护理　精神障碍患者由于思维、行为异常，尤其在发病期，某些行为往往具有危险性，如自伤、自杀、攻击及出走行为等。因此，安全护理是精神科护理的重要工作范畴。

　　3. 心理护理　精神障碍患者由于疾病原因常可出现各种异常活动和行为，护理人员要掌握丰富的心理护理知识和技巧，对患者要耐心、细心，有同情心、爱心和责任心，取得患者的信任，与患者建立良好的护患关系。

　　4. 康复护理　指导和帮助精神障碍患者训练和恢复其生活、学习、社交能力等，将精神障碍患者的精神残疾程度降到最低，最大限度地恢复其社会功能。

　　5. 健康教育　将健康教育贯穿于患者从入院到出院及返回家庭、融入社区生活的各个环节，使健康教育与系统的治疗、护理及康复活动有机结合，帮助患者和家属了解有关疾病的认识和治疗护理知识、疾病的预防知识和技能，使其能正确对待疾病，从而自觉地配合治疗和护理，消除或减轻影响健康的因素。

　　6. 社区护理　向生活在社区的精神障碍患者提供康复、治疗和整体护理服务，帮助患者减轻从医院返回家庭后的困难，协助患者利用社区资源进行康复休养，巩固治疗效果，防止疾病复发，恢复社会功能，提高生活质量，最终达到回归社会的目的。

二、工 作 任 务

　　1. 研究和实施对精神障碍患者科学管理的方法和制度，为患者提供安全、舒适、温馨的治疗和生活环境，防止不良因素给患者造成身心痛苦。

　　2. 研究观察和接触精神障碍患者的有效途径，通过有效沟通，与患者建立良好的护患关系，以保证各项治疗护理措施的有效实施。

　　3. 研究和实施对精神障碍患者各种治疗的护理，确保各项医疗任务顺利完成，防止意外事件的发生。

4. 研究和实施护理观察及记录工作，以便协助诊断和开展有针对性的护理措施，并为医疗、教学、科研、法律和劳动鉴定等积累重要资料。

5. 研究在实施精神科护理过程中遇到的相关伦理和法律问题，尊重精神障碍患者的人格，维护患者的尊严和权益，保障患者的正常生活待遇。

6. 研究如何提高精神科护理人员的职业道德和业务素质。护理人员应具备健全的人格、稳定的情绪及同理心，关爱、理解、支持、尊重患者；同时提高其专业水平和科研能力，更高质量地做好患者的护理。

7. 积极开展精神卫生的宣教工作，推进社会精神卫生事业的发展。

 链 接 精神卫生事业任重道远

我国精神卫生政策是随着对疾病的不断认识、患者对社会的不断影响逐渐发展的。在国家提出"健康中国"的今天，精神卫生、心理健康作为公众健康的一个重要组成部分已经纳入《"健康中国2030"规划纲要》。精神卫生是一项专业性很强的社会工作，也是社会性很强的专业性工作，其社会性决定了要动员公众认识精神疾病、了解心理健康，注重预防为主，同时要联合更多相关部门协同合作；其专业性决定了精神疾病、心理行为问题的预防、治疗、康复等要讲究科学，遵循规律。目前，精神卫生工作尚有诸多未知领域需要我们去探索，有更多的患者和有心理健康需求的群体需要我们去服务，需要我们承担更多社会责任。二十大报告中提出"增进民生福祉，提高人民生活品质"，其中之一就是要"推进健康中国建设。……重视心理健康和精神卫生"。在两个100年奋斗目标实现的征程中，我们要确保公众有更好的心理发展，有能力感受到物质丰富、信息发达的时代带来的幸福感，让公众有更好的心态应对变化、接受挑战，这是至关重要的公共服务和社会治理工作。精神卫生工作前景光明，任重道远，光荣而艰巨。

第3节 精神科护理人员的角色功能与素质要求

一、角色功能

1. 照料者 精神科护士首先要满足患者的基本需要，给予基础护理，如照料患者的日常生活，执行常规的护理操作，为患者提供舒适的治疗环境等。

2. 治疗者 精神科的多种治疗需要医护人员协作完成，如药物治疗、工娱治疗、支持性心理治疗、行为治疗、康复治疗等。在治疗过程中，护士始终是观察者、执行者和参与者。

3. 咨询者 随着精神科护理的发展，精神科护士的工作发生了很大变化。工作对象从单纯面向患者和家属逐步延伸到健康人群；工作场所从单纯的精神病院逐步向社会发展；工作内容从单纯的治疗、护理逐步向维护人的心理健康发展。因此，精神科护士肩负督导咨询的责任，需解答关于疾病、治疗、康复和健康等方面的问题。

4. 管理者 精神科护士既是病房环境和设施的管理者，又是患者的组织管理者。一方面为患者提供舒适、整洁、安全的治疗环境，另一方面要制订和组织实施对患者的管理计划，保证治疗和护理工作的正常运转。

5. 教育者 精神科护士常向患者及家属、社区不同群体宣传有关精神障碍及健康促进的相关知识，以及恢复、促进健康的方法。宣传教育的形式可以个体、小组或团体为单位，亦可通过媒体等途径进行宣传教育。

6. 协同者 现代精神医学是采取团队工作方式进行的。团队由精神科医生、精神科护士、心理治疗人员、社会工作者、工娱治疗人员等组成。成员间密切合作，针对患者的问题和需求，共同拟定治疗计划和目标，共同进行评价，护士则在其中充当协同者的角色。

二、素质要求

针对精神科护理工作的特殊性，从事精神科护理的人员在具备护士基本素质的基础上，还应在以下方面提出更高的要求。

1. 敬业与奉献精神　精神障碍患者在病态情况下，无法控制自己的言行，常出现一些伤人伤己行为。精神科护理人员在面临患者暴力行为的威胁和粗暴言语时，应在确保人身安全的前提下，充分理解患者的痛苦，正确认识患者的病态言行及自己工作的重要意义。要热爱自己的本职工作，不厌其烦地、耐心地为患者服务。

2. 尊重和关爱患者　精神科护理人员不能对患者进行人格侮辱、讽刺或讥笑，更不能变相虐待患者，不得将患者的病情当作谈资。应尊重其人格，与其建立良好的护患关系，时刻关爱并取得患者的信任与合作，促进其早日康复。

3. 丰富的专业知识与技能　扎实的专业知识是完成护理工作的基础。精神科护理人员只有具备丰富的专业知识和技能，才能理解患者的心理状态和需求，并且为患者提供帮助。

4. 良好的心理素质　精神科护理人员要有健康的体魄，更要有健康、成熟的心理素质来适应精神科护理工作。护士所具有的良好心理素质包括积极稳定的情绪、敏锐的观察力和果断的意志力等。具有这种心理素质的护士，易与患者建立良好的护患关系。

 医者仁心

《精神卫生法》立法推动者——刘协和

1985 年，卫生部将精神卫生法的起草工作交给了四川卫生厅，以四川大学华西医院 57 岁的刘协和教授为组长的五人立法小组随即成立。虽然刘教授内心清楚出台一部法律不是一朝一夕就能完成的，可看到精神患者遭遇不公，刘协和心中总有一种深深的自责。工作中，时刻保持质疑是刘协和的作风，但他始终坚信法律越早出台就能越早改变一个人的命运。1999 年，年事已高的刘教授无奈与他奋斗了 14 年的事业分手了，不过他这些年来的探索给后继者指明了方向。

2013 年 5 月 1 日《中华人民共和国精神卫生法》正式实施。为了这一天，85 岁的刘协和已经等待了 28 年。刘协和教授说，身体出了问题，伤害的是患者自身，精神出了问题，危害的却可能是他人和社会。作为医生的他，要消解的是灵魂的迷离和虚妄；作为立法参与者的他，要构建的是不再让他们遭受误解、歧视和伤害的"防护墙"。28 年并不漫长，因为这份坚持换来的是：一亿人的生活空间和生命的尊严！

——摘自CCTV2013 年度法治人物事迹介绍

自测题

A1/A2 型题

1. 关于精神病学的学科地位，正确的是（　　）

　A. 精神病学是生物医学的分支学科

　B. 精神病学是社会科学的分支学科

　C. 精神病学是临床医学的分支学科

　D. 精神病学是心理学的分支学科

　E. 精神病学是行为医学的分支学科

2. 下列关于精神科护理的说法，不正确的是（　　）

　A. 精神科护理是以护理学为指导

　B. 研究人类异常精神活动和行为的护理

　C. 精神科护理是护理学的一个分支

　D. 目的在于预防和治疗精神方面的障碍，以维持和促进民众精神健康

E. 精神科护理是随着精神医学和护理学的进步而发展
　　起来的

3. 当前广泛提倡的新的医学模式是（　　　）

A. 生物医学模式　　　　B. 心理社会模式

C. 社会文化模式　　　　D. 整体平衡模式

E. 生物-心理-社会医学模式

4. 下列关于精神科护理人员的角色功能，说法错误的是
　　（　　　）

A. 照料者　　　　B. 管理者　　　　C. 咨询者

D. 领导者　　　　E. 教育者

5. 精神科护理工作的范围一般不包括（　　　）

A. 安全护理　　　　B. 疾病诊断　　　　C. 心理护理

D. 健康教育　　　　E. 康复护理

（于丽丽）

第2章
精神障碍的基本知识

 案例 2-1

张某，女性，32 岁。1 年前无原因辞掉工作后逐渐出现失眠、胡言乱语等现象，9 个月以后病情加重，自述耳边总能听到说话声，常常自言自语，有时发脾气。近 2 个月来经常无故外出，晚上不睡，有时恐惧紧张。入院后常对医生说耳边听到有人讲话，如"这个女人（指患者）不正经，作风不正派""讲我在家炒菜时放毒品，警察要来抓我，叫我立即离开家"。医生结合临床表现，诊断为精神分裂症偏执型。

问题：1. 请问患者有哪些精神症状？
2. 对患者采取的护理措施有哪些？

精神障碍（mental disorder）又称心理障碍，在各种生物、心理、社会环境等因素的影响下，人的大脑发生病理生理变化使其功能损害，导致其认知、情感、行为等精神活动出现异常的总称。

第1节　精神障碍的病因

精神障碍的病因学是一个复杂而又十分重要的课题，也是目前精神医学基础理论中亟须研究的重要内容之一，现代比较一致的观点认为精神障碍与其他躯体疾病一样，均是生物-心理-社会医学因素相互作用的结果。

一、生物学因素

（一）遗传因素

家系研究的结果表明精神分裂症、情感障碍、儿童孤独症、神经性厌食症、注意缺陷多动障碍、焦虑性神经症等精神疾病都具有明显的家族聚集性。精神疾病存在遗传性，这只是说明有家族史者与无家族史者相比，个体患病的风险增加，并非一定发病。

（二）躯体因素

急、慢性躯体感染和颅内感染，或者一些内脏器官、内分泌等疾病，直接或间接地影响了脑功能，出现肝性脑病、肺性脑病、尿毒症脑病等。

（三）理化因素

颅脑的外伤引起脑组织损伤，也可导致短暂的或迟发而持久的精神障碍。精神活性物质如镇静催眠药、阿片样物质的应用，有毒物质如一氧化碳、有机磷农药均可影响中枢神经系统导致精神障碍。

（四）其他生物学因素

性别、年龄与精神疾病的发生均有密切关系。如酒精依赖、反社会型人格障碍等好发于男性；抑郁障碍、分离障碍等则女性发病率较高。不同年龄可发生不同的精神疾病，如精神分裂症好发于青年期，儿童期与老年期首发者少见。脑动脉硬化性精神障碍、阿尔茨海默病则多发于中老年期。

二、心理和社会因素

（一）精神应激因素

应激是指个体察觉环境刺激对生理、心理及社会系统过重负担时的整体现象，以及对它们的生理、心理反应。如某些强烈的精神刺激如地震、火灾、战争、亲人突然死亡等可能引起心因性精神障碍；有时精神应激只是诱发因素。

（二）社会因素

自然环境（如污染、噪声）、社会环境（如社会动荡、紧张的人际关系）、移民等，都可能增加精神压力，诱发精神障碍。不同的文化传统、民族习俗等均可影响人的精神活动，进而诱发精神障碍，如某些精神障碍只见于某些特定的民族、文化或地域中（如马来西亚、印度尼西亚等东南亚国家有拉塔病、行凶狂；加拿大森林地区的冰神附体；澳大利亚北部的灵魂附体等精神疾病）。精神障碍的表现受社会各阶层特征（如社会地位、职业的稳定性、受教育程度等）的影响明显，如来自城市的患者，妄想、幻觉的内容常与电波、电子等现代生活的内容有关；来自偏远农村地区的精神分裂症患者，妄想与幻觉的内容多简单、贫乏，常与迷信内容有关。

（三）性格因素

性格是与社会密切相关的人格特征。主要表现在对待自己、别人和外界事物的态度及言行举止方面。研究发现，病前的性格特征与精神障碍的发生密切相关。如精神分裂症患者大多发病前具有分裂样性格，表现为性格孤僻、情感淡漠等。

纵观上述对精神障碍病因学探讨，生物学因素（内在因素）和心理社会因素（外在因素）在精神障碍发生、发展过程中均起着重要作用。实际上，生物学因素与环境因素不能截然分开，它们相互作用、相互影响，共同影响人类行为。

第 2 节　精神障碍的分类

目前影响最大的精神疾病分类系统有两个，一个是世界卫生组织的《疾病和有关健康问题的国际统计分类》第 11 版（ICD-11）"精神与行为障碍分类"，另一个是美国精神病学会的《精神障碍诊断和统计手册》第 5 版（DSM-5）。我国采用的是 ICD-11，其中有关精神障碍的主要分类如下：①神经发育障碍；②精神分裂症或其他原发性精神病性障碍；③心境障碍；④焦虑或恐惧相关障碍；⑤强迫性或相关障碍；⑥应激相关障碍；⑦分离障碍；⑧喂食或进食障碍；⑨排泄障碍；⑩躯体忧虑或躯体体验障碍；⑪物质使用或成瘾行为所致障碍；⑫冲动控制障碍；⑬破坏性行为或反社会障碍；⑭人格障碍及相关人格特质；⑮性欲倒错障碍；⑯做作性障碍；⑰神经认知障碍；⑱与其他疾病相关的精神和行为障碍。

第 3 节　精神障碍症状学

精神活动异常的表现称为精神症状。研究精神症状及其发生机制的学科称为精神障碍症状学，又称精神病理学（psychopathology）。

链 接   精神状态的判定方法

判定某一种精神活动是否属于病态，一般从三个方面进行对比分析：① 纵向比较，即与其过去一贯表现相比较，精神状态的改变是否明显；② 横向比较，即与大多数正常人的精神状态相比较，差别是否明显，持续时间是否超出了一般限度；③ 应注意结合当事人的心理背景和当时的处境进行具体分析和判断。

精神症状均有以下特点：① 症状的内容与周围客观环境不相符合，如疑病妄想的患者，各项躯体检查没有发现器质性疾病，但是患者仍过分担心自己患了严重的疾病；② 症状的出现不受患者意志的控制；③ 症状一旦出现难以通过转移注意力等方法使其消失；④ 症状给患者带来不同程度的社会功能损害。

一、常见的精神症状

人的精神活动是协调统一的整体。为了便于描述，普通心理学将人的正常精神活动分为认知、情感和意志行为等心理过程。同样，为了便于对精神症状的描述，我们通常也按照精神活动的各个心理过程分别进行介绍。

（一）感知觉障碍

1. 感觉障碍（sensation disorder） 感觉（sensation）是人脑对直接作用于感觉器官的客观事物个别属性的反映，如形状、颜色、大小、重量和气味等。感觉障碍包括以下几点。

（1）感觉过敏（hyperesthesia） 个体感觉阈值降低，对外界一般刺激感受能力异常增高，如看到阳光感到刺眼、轻微触摸皮肤感到疼痛难忍，多见于分离障碍、疑病障碍。

（2）感觉减退（hypesthesia） 个体感觉阈值增高，对外界一般刺激感受能力下降。严重时在意识清晰情况下，机体对刺激不能感知，称为感觉缺失（anesthesia），多见于抑郁发作、木僵状态等。

（3）内感性不适（senestopathia，又称体感异常） 躯体内部产生性质不明确、部位不具体的不舒适感或难以忍受的异常感觉，如牵拉、挤压、游走等，多见于精神分裂症、抑郁发作。

2. 知觉障碍（perception deficit） 知觉（perception）是人脑对直接作用于感觉器官的客观事物各部分或属性的整体反映，是对事物的整体认识或综合属性的判别。知觉障碍包括以下几点。

（1）错觉（illusion） 是对客观事物歪曲的知觉。如将路旁的树看成人，把电线看成蛇等。正常人在光线暗的环境中，在疲惫、恐惧等心理状态下也可产生错觉，但通过验证一般能很快被纠正和消除。病理性错觉常在意识障碍时出现，多表现为错视和错听，常带有恐怖色彩。错觉多见于谵妄状态。

（2）幻觉（hallucination） 是在没有现实刺激作用于感觉器官时出现的虚幻的知觉体验。幻觉是常见的知觉障碍，常与妄想合并存在。

1）根据其所涉及的感官分为幻听、幻视、幻嗅、幻味、幻触、内脏性幻觉。

幻听（auditory hallucination）：是临床上最常见的幻觉，主要有非言语性幻听和言语性幻听。非言语性幻听表现如患者可以听到鸟叫声、流水声等；言语性幻听表现如患者可以听到评论、辱骂、斥责等。其中，言语性幻听最为常见，而且幻听的内容多与患者有关且是对其不利的，如患者听到对他的言行进行评论的言语称为评论性幻听；听到命令其做一些危险事情的言语称为命令性幻听；听到议论其人品、行为等言语称为议论性幻听。评论性幻听、命令性幻听、议论性幻听是临床诊断精神分裂症的典型症状。

幻视（visual hallucination）：即患者看到了并不存在的事物，幻视的内容可从单调的光、色及片段的形象到复杂的人物、景象、场面等。意识清晰状态下的幻视多见于精神分裂症。意识障碍时的幻视多见于谵妄状态。谵妄状态时幻视形象鲜明生动且带有恐怖性质，如看到妖魔鬼怪等。

幻嗅（olfactory hallucination）：患者闻到一些特别的、令人不愉快的气味，如腐败的尸体气味，幻嗅与幻味往往同时出现，并继发被害妄想，多见于精神分裂症。

幻味（gustatory hallucination）：患者因尝到食物内有某种特殊的奇怪味道，而拒食，多见于精神分裂症。

幻触（tactile hallucination）：在没有任何刺激时，患者感到皮肤或黏膜上有某种异常的感觉，如虫爬感、针刺感、触电感等，多见于精神分裂症。

内脏性幻觉（visceral hallucination）：患者体验到常人不可能感受到的涉及内脏的幻觉，如胃上有洞的幻觉。患者对上述体验能够清晰地描述部位。这类症状常与疑病妄想伴随出现，多见于精神分裂症、抑郁发作。

2）根据体验的来源，幻觉又可分为真性幻觉和假性幻觉。

真性幻觉（genuine hallucination）：通过感觉器官获得的，同外界客观事物形象一样，存在于外部客观空间，具有"真实"鲜明生动的幻觉。患者对此坚信不疑，伴有相应的思维、情感和意志行为反应。

假性幻觉（pseudo hallucination）：是存在于自己的主观空间内，不通过感觉器官而获得的幻觉。幻觉内容往往比较模糊、不清晰和不完整，患者常常描述没有通过耳朵或眼睛，大脑内就隐约出现了某种声音或影像。虽然此类幻觉与一般知觉不同，但患者往往仍然比较肯定地相信幻觉内容。

3. 感知综合障碍（psychosensory disturbance） 患者在感知某一现实事物时，作为一个客观整体来说认识是正确的，但对这一事物的个别属性（如形状、大小、颜色、位置、距离等）却产生与该事物实际情况不符合的感觉障碍。

（1）视物变形症（metamorphopsia） 患者看到周围的人或客观事物的形象、大小、颜色等发生了改变。看到外界事物的形象比实际增大了，称为视物显大症（macropsia），如看到小猫像老虎一样大；看到外界事物的形象比实际变小了，称为视物显小症（micropsia），多见于癫痫。

（2）空间感知综合障碍（spatial psychosensory disturbance） 患者对周围的事物和空间位置产生错误的感知，感到周围的事物变得接近了或离远了，如想将杯子放在桌子上，可是因为桌子实际上距离很远，所以杯子落在地上。

（3）时间感知综合障碍（time psychosensory disturbance） 患者对时间的快慢出现了不正确的知觉体验。如感到时间在飞逝，仿佛置身于"时空隧道"之中，可见于抑郁发作、躁狂发作、精神分裂症等。

（4）自身感知综合障碍 患者感到自己整个躯体或某一部分在大小、形状等方面发生了改变，如患者感到自己特别高大像巨人一样，可见于精神分裂症、癫痫等。

（5）现实解体（derealization） 患者觉得周围的事物变得不真实，似乎隔了一层纱。如患者觉得周围的人像没有生命的木偶一样，可见于抑郁发作、精神分裂症等。

（二）思维障碍

思维（thinking）是人脑将感觉和知觉获得的映像借助词的作用（如进行分析、综合、比较、抽象和概括等）对感知觉信息进行加工，形成概念的整个过程。思维障碍主要包括思维形式障碍和思维内容障碍。

1. 思维形式障碍

（1）思维奔逸（flight of idea） 思维联想速度加快、数量增多和转换加速。表现为讲话速度快，滔滔不绝；语速快，语量多，主题极易随环境而发生改变（随境转移），也可有音韵联想（音联），或字意联想（意联），多见于躁狂发作。

（2）思维迟缓（inhibition of thought） 思维联想速度减慢、数量减少和转换困难。表现为语量少，语速慢、语音低和反应迟缓，多见于抑郁发作。

（3）思维贫乏（poverty of thought）　联想概念和词汇贫乏。患者自觉脑子内空荡荡的，没有什么可想或可说的，多见于精神分裂症、智力发育障碍、痴呆。

（4）思维破裂（splitting of thought）　在意识清晰的情况下，概念之间联想断裂，单独语句在结构和文法上正确，但词句之间缺乏内在意义上的联系，使人无法理解患者的用意。如问患者"你叫什么名字"，患者说："张×，地上的云彩，汽车煮水饺，鸟在水中飞。"多见于精神分裂症。

（5）思维不连贯（incoherence of thinking）　在意识障碍的情况下出现的类似思维破裂的表现，但言语更为杂乱无章，支离破碎，毫无主题，多见于谵妄状态。

（6）病理性赘述（circumstantiality）　思维联想活动迂回曲折。表现为患者在叙述一件事情过程中，联想枝节过多，对不必要的细节过分详尽地描述，无法扼要讲述，一定要按自己的方式讲完，多见于癫痫、阿尔茨海默病等。

（7）思维中断（thought blocking）　思维联想过程突然中断。患者在既无意识障碍，又无外界干扰等状况下，思维过程突然出现中断。表现为说话时突然停顿，片刻之后又重新说话，但所说内容与原来的话题无关。若患者体验到自己的思想被拿走了或被某一外在的代理者挪用，称为思维被夺（thought deprivation），多见于精神分裂症。

（8）思维插入（thought insertion）　患者在思考的过程中，突然感到有某种不属于自己的思想被强行塞入大脑内，感觉脑子里插入了别人的思想，不受患者意志的支配，多见于精神分裂症。

（9）强制性思维（forced thought）　思维自主性出现异常。表现为患者感到脑内涌现大量无现实意义、不属于自己的联想，是被外力强加的。这些联想常常突然出现，突然消失，内容多变，多见于精神分裂症。

（10）强迫观念（obsessional idea）　又称强迫思维，指在患者脑中反复出现的某一概念或相同内容的思维，明知没有必要，但又无法摆脱，常伴有强迫动作，多见于强迫障碍、精神分裂症等。

（11）象征性思维（symbolic thinking）　属于概念转换，患者用无关的具体的概念、词句动作来代表某一抽象的、特殊的意义，不经患者的解释，旁人无法理解。如患者把自己衣服反着穿，代表"表里如一"，多见于精神分裂症。正常人的象征性思维，是以传统、习惯为基础的，是与现实文化背景相符的，如鸽子象征和平。

（12）语词新作（neologism）　是概念的融合、浓缩和无关概念的拼凑。患者自造出一些奇特的文字、符号、图形并赋予特殊的意义，他人无法理解，如"％"代表离婚，多见于精神分裂症。

（13）逻辑倒错性思维（paralogic thinking）　以推理缺乏逻辑性为特点，表现为患者推理过程或缺乏前提依据，或因果倒置，令人感到不可理解，离奇古怪，如患者说："因为计算机感染了病毒，所以我要死了。"多见于精神分裂症。

2. 思维内容障碍　主要表现为妄想（delusion），是指患者在意识清楚的情况下，不能被现实及自身经验所纠正的错误信念。主要特征：①信念歪曲，妄想的内容与事实不相符，脱离客观实际；②坚信不疑，妄想不能被事实与理性所纠正；③涉及本人，妄想内容常与患者本人有利害关系；④妄想内容具有个人独特性，与患者所处文化背景和个人经历有关，不同于集体信念。

妄想根据其起源可分为原发性妄想和继发性妄想。妄想按照结构可分为系统性妄想和非系统性妄想。临床上通常按妄想的主要内容归类，常见有以下几种。

（1）被害妄想（delusion of persecution）　患者坚信周围某些人或某些集团对他进行迫害、跟踪、监视等。因此出现相应的行为，如逃跑、拒食、攻击等，可与幻觉、其他妄想并存，多见于精神分裂症。

（2）关系妄想（delusion of reference）　患者坚信环境中实际与他无关的事物都与他有关。如别人在一旁谈话，就是在议论他；别人在路旁吐痰，也是冲他而来的，常与被害妄想伴随出现，多见于精神分裂症。

（3）物理影响妄想（delusion of physical explanation） 患者坚信自己的精神活动，包括思维、情感、意志、行为等均受到外界某种力量或仪器的控制、支配和操纵而身不由己。如患者叙述自己的大脑被某种电磁波控制着，多见于精神分裂症。

（4）夸大妄想（grandiose delusion） 患者自负、自感伟大或优越（如救世主使命妄想），常伴有其他幻想性妄想观念，多见于躁狂发作、精神分裂症。

（5）罪恶妄想（delusion of guilt） 患者在没有事实根据的基础上认为自己犯了严重的错误和罪行，甚至认为自己罪大恶极、死有余辜，应受到惩罚，多见于抑郁发作、精神分裂症。

（6）疑病妄想（hypochondriacal delusion） 患者没有根据地认为自己患了某种严重的躯体疾病，甚至是不治之症，经反复的医学检查和解释，都不能纠正这种看法，多见于抑郁发作、精神分裂症、疑病症等。

（7）钟情妄想（delusion of being loved） 没有事实根据，患者却坚信别人深爱着自己。患者与其认为爱恋自己的人并无实际交往，甚至在现实中根本并不存在这个人，多见于精神分裂症。

（8）嫉妒妄想（delusion of jealousy） 在没有事实根据的基础上坚信配偶对自己不忠诚，多见于精神分裂症、阿尔茨海默病。

（9）思维播散（thought broadcasting） 患者体验到自己的思想立即被他人共享，或者为公众所知，多见于精神分裂症。

（三）注意障碍

注意（attention）是指心理活动集中地指向于一定对象的过程。常见的注意障碍包括以下几种。

1. 注意增强（hyperprosexia） 对一些事物的注意异常增强，过分地关注某些外在事物或自我的生理活动及病理变化。如有被害妄想的患者，过分注意别人的一举一动是否针对他，进而对周围的环境保持高度警觉性，多见于精神分裂症、疑病症等。

2. 注意减退（hypoprosexia） 需要较强的外界刺激才能引起注意。表现为注意集中困难、稳定性差，范围狭窄，多见于抑郁发作、精神分裂症。

3. 注意涣散（divergence of attention） 又称注意不集中，主动注意明显减退。表现为难以将注意集中与保持在一定的对象上，易于分散，多见于注意缺陷多动障碍、焦虑障碍、精神分裂症。

4. 注意转移（shifting of attention） 主动注意不能持久，稳定性降低，很容易因外界环境的变化而使注意的对象不断转换，多见于躁狂发作。

5. 注意狭窄（narrowing of attention） 注意范围显著缩小，主动注意明显减退，多见于意识障碍、智力障碍。

（四）记忆障碍

记忆（memory）是大脑对客观事物的信息进行编码、储存和提取的认知过程，包括识记、保持、回忆和再认。临床上常见的记忆障碍包括以下几种。

1. 记忆增强（hypermnesia） 患者将病前不能回忆或不重要的事都能回忆起来，是记忆增强的表现，多见于躁狂发作和精神分裂症等。

2. 记忆减退（hypomnesia） 指识记、保存、回忆和再认普遍减弱，多见于痴呆，也可见于正常老年人。

3. 遗忘（amnesia） 识记过的内容不能保持，或者再认和再现有困难。根据是否能够恢复，遗忘可分为暂时性遗忘和永久性遗忘；根据对事件遗忘的程度，可分为部分性遗忘和完全性遗忘。临床上通常按照遗忘与疾病的时间关系分为以下几种。

（1）顺行性遗忘（anterograde amnesia） 指对于意识丧失恢复之后发生的事情和经历（体验）不能回忆。

（2）逆行性遗忘（retrograde amnesia）　指对意识丧失发生之前的事情和经历丧失记忆。

（3）局限性遗忘（localized amnesia）　指对某一特定时间段的经历不能回忆，遗忘的发生通常与该时间段内的不愉快事件有关。

（4）进行性遗忘（progressive amnesia）　除遗忘外，同时伴有日益加重的痴呆和淡漠，对再认和回忆影响明显，主要见于阿尔茨海默病。

4. 错构（falsification） 是指记忆的错误。患者对过去曾经历过的事件，在发生地点、情节，尤其是时间上出现错误回忆，并坚信不疑，多见于酒精依赖所致的精神障碍和外伤性精神障碍。

5. 虚构（confabulation） 是在遗忘的基础上，患者以想象的、从未经历的事件来填补记忆的缺损。由于患者有严重的记忆障碍，自己记不住虚构的内容，所以患者自己叙述的内容往往变化较大，且易受暗示的影响，其内容生动，带有荒诞色彩，常瞬间即忘，多见于各种原因引起的痴呆和慢性酒精中毒所致精神障碍。

（五）智力障碍

智力（intelligence）是个体学习和解决问题的综合能力，是一种个性心理特征，反映个体在认识活动方面的差异。智力障碍可分为智力发育障碍和痴呆两大类。

1. 智力发育障碍（intellectual developmental disorder） 以个体在发育期间（18岁以前）出现的、构成智力整体水平（如认知、语言、运动和社交能力）的技能损害为特征的精神发育受阻或不全现象。

2. 痴呆（dementia） 个体智力发育成熟以后，由大脑疾病导致的、通常具有慢性或进行性、多种高级皮质功能紊乱的综合征，涉及记忆、思维、定向、理解、计算等方面，但意识并不混浊，多见于阿尔茨海默病、血管性痴呆等。根据大脑病理变化的性质、所涉及的范围及智力损害的广度，可分为全面性痴呆、部分性痴呆和假性痴呆。

（1）全面性痴呆　表现为大脑弥散性损害，智能全面减退，进而影响患者的全部精神活动，常出现人格改变、定向力障碍、自知力缺乏，可见于阿尔茨海默病。

（2）部分性痴呆　大脑器质性病变仅限于某些限定的区域。患者只产生记忆力减退、理解力削弱或分析综合困难等，有一定自知力，多见于脑外伤后及血管性痴呆。

（3）假性痴呆　指由强烈的精神创伤所导致的一种特殊类型的痴呆表现，脑组织结构无任何器质性损害，由于强烈的精神因素导致的智力减退，多见于分离障碍及应激障碍等，有以下特殊类型。

1）甘瑟综合征（Ganser syndrome）：表现为对简单问题给予近似的、不确切回答，回答虽不确切但反映出能理解问题的本质。如当问患者"2+1=？"时，患者会说出"2+1=4"。在生活中能解决较复杂的问题，如下象棋、打扑克牌，一般生活也能自理。

2）童样痴呆（puerilism）：表现为类似一般儿童幼稚的样子，如学儿童说话声，自认为3岁左右，自称宝宝，逢人就喊"叔叔""阿姨"等。

（六）定向力障碍

定向力（orientation）指对时间、地点、人物及自身状况能准确辨认的识别能力。前者称为对周围环境的定向力，后者称为自我定向力。对时间、地点、人物及自身状态的认识能力出现障碍称为定向力障碍（disorientation）。定向力障碍是意识障碍的一个重要标志，常见于脑器质性精神障碍。但有定向力障碍不一定有意识障碍，如航海遇难者，流落至陌生地方，无意识障碍，只会暂时丧失空间定向力。

（七）意识障碍

意识（consciousness）是指人对周围环境及自身的认知能力和觉察能力。对周围环境及自身处境的觉察能力出现紊乱，乃至完全丧失觉察能力称为意识障碍（consciousness disorder），常见的意识障碍包括以下几点。

1. 以意识清晰度降低为主的意识障碍

（1）嗜睡（drowsiness） 意识清晰度轻微降低。经常处于睡眠状态，给予较轻微的刺激或呼唤即可被唤醒，并能进行简单应答，停止刺激后患者又进入睡眠状态。

（2）意识混浊（clouding of consciousness） 意识清晰度轻度受损。表现为似醒似睡，缺乏主动，强烈刺激能引起反应，各种反射（如吞咽反射、对光反射、角膜反射及肌腱反射）都存在，但患者行动迟缓，回答问题简单，语音低、语速慢，有时间、地点、人物的定向障碍。

（3）昏睡（sopor） 比意识混浊更重，环境意识及自我意识均丧失。以过度睡眠为主要临床表现。患者处于熟睡状态，只有强刺激才可被唤醒，醒后答非所问，停止刺激后即进入熟睡状态。可有震颤和不自主运动，角膜、睫毛等反射减退，对光反射、吞咽反射迟钝但仍存在，可有深反射亢进、手足震颤及不自主运动和病理反射。

（4）昏迷（coma） 意识障碍的最严重阶段。意识清晰度极度降低，对外界刺激无反应，程度较轻者防御反射及生命体征可以存在，严重者消失。

2. 意识清晰度降低伴范围缩小或内容变化的意识障碍

（1）朦胧状态（twilight state） 意识活动缩小或狭窄，同时伴有意识清晰度降低。一般是发作性的，发作后多陷入深度睡眠，意识恢复后常伴有完全性遗忘。

（2）谵妄（delirium） 指意识清晰度明显减低并伴有意识内容的改变。出现非协调性精神运动性兴奋和感知障碍，常为大量恐怖性错觉和幻觉，以幻视多见。伴紧张、恐怖的情感反应，语言不连贯、喃喃自语、行为冲动杂乱无章。此时定向障碍明显，发作性历时较短，一般为数小时，偶可数天，有昼轻夜重的特点，发作后陷入深睡，醒后有不同程度遗忘。

（3）梦样状态（oneiroid state） 意识清晰度降低的同时伴有梦境样体验。表现为在轻度意识混浊的背景下，出现鲜明的表象和回忆场面，而患者一概视之为知觉，故与做梦相似。

（八）自知力障碍

自知力（insight）又称领悟力或内省力，是指对自己精神状况及其发展过程的了解和认识能力。主要包括：①对疾病的认识，即承认自己有病；②对症状的认识，即能对病变的行为及不正常的体验正确分辨和描述；③对治疗的认识，即有主动接受治疗的愿望或服从治疗。自知力缺乏是重性精神障碍的重要标志，临床上将有无自知力或自知力恢复的程度作为判断患者病情轻重程度、治疗效果、预后的一个重要指标。自知力完全恢复是精神疾病康复的重要指标之一。

（九）情感障碍

情感（affection）和情绪（emotion）在精神医学中常作为同义词，它是指个体对客观事物的态度和因之产生的相应的内心体验。情感障碍（affective disorder）主要包括以下几点。

1. 情感高涨（elation） 是正性情感活动的明显增强。表现为不同程度的病态喜悦，患者自我感觉良好，整日喜笑颜开，谈话时语音高昂，眉飞色舞，表情丰富。由于其高涨的情感与精神活动的其他方面比较协调，且与周围环境保持一定联系，故具有较强感染性，易引起周围人的共鸣，多见于躁狂发作。

2. 欣快（euphoria） 是在智力障碍的基础上出现的与周围环境不协调的愉快体验，伴有精神活动明显减少，因而显得愚蠢，多见于脑器质性精神障碍。

3. 情感低落（hypothymic depression） 是负性情感活动的明显增强。表现为忧愁、苦闷、唉声叹气、暗自落泪等，严重时可因悲观绝望而出现自杀企图及行为，多见于抑郁发作。

4. 情感淡漠（apathy） 是指对情绪刺激缺乏情感反应，内心体验贫乏，表现为面部表情呆板，对周围发生的事物漠不关心，即使对与自身有密切利害关系的事情亦如此，多见于精神分裂症。

5. 焦虑（anxiety） 是指对未来或可能的风险过分担心和害怕。表现为患者顾虑重重，紧张恐惧，坐立不安，严重时搓手顿足，惶惶不可终日，似有大祸临头的感觉，常伴心悸、出汗、手抖、尿频等自主神经功能紊乱，多见于焦虑障碍。

6. 恐惧（fear） 是指面对某种事物或面临某种处境时出现的紧张不安反应。恐惧可见于正常人，如对危险动物或处境的恐惧等。病态的恐惧是指与现实威胁不相符的恐惧反应，表现为过分害怕，提心吊胆，且常伴有明显的自主神经功能紊乱症状，如心悸、气短、出汗、四肢发抖，甚至大小便失禁等。恐惧往往伴有回避行为，多见于恐惧障碍。

7. 易激惹（irritability） 是指不适当的反应过度，包括烦恼、急躁或愤怒。表现为极易因一般小事而引起强烈的不愉快情感反应，多见于人格障碍、躁狂发作。

8. 情感不稳（emotional instability） 是指情绪表达失控、不稳或异常波动。与外界刺激相关，虽然刺激微弱，但引起的反应强烈，多见于脑器质性损害所致的精神障碍。

9. 情感倒错（parathymia） 是指情感反应与思维内容严重不协调甚至明显对立的一种情感障碍症状。如某精神分裂症患者在描述自己被人跟踪、投毒等妄想性体验时，却表现出愉快的表情；听到亲人去世时，却放声高歌。多见于精神分裂症。

10. 矛盾情感（ambivalent feeling） 是指患者在同一时刻出现两种截然相反、相互矛盾的情感体验。如患者因怀疑母亲迫害自己而憎恨她，但同时又对她亲近关心，多见于精神分裂症。

（十）意志行为障碍

意志（will）是指推动人们采取各种行动以达到某种预定目标的心理活动。在意志活动中，意志支配和控制的行为，称为意志行为（volitional behavior）。动作（movement）是指简单的随意运动和不随意运动，如挥手、点头等。行为（behavior）是指由一系列动作组成的机体外部活动。

1. 意志障碍

（1）意志增强（hyperbulia） 指意志活动增多或增强。表现为持续坚持某些行为，超出一般常人的毅力和决心。如躁狂患者精力充沛，终日忙忙碌碌，多见于精神分裂症、躁狂发作。

（2）意志减退（hypobulia） 指逐渐出现和加重的启动及保持既定目标性活动能力减退，如工作、持续的脑力劳动、自我照顾等能力减退，多见于抑郁发作、精神分裂症。

（3）意志缺失（abulia） 指缺乏行动的动机、生活需求减退或消失、对周围事物缺乏兴趣。严重时行为孤僻、退缩，对饮水、进食等本能的要求也没有，且常伴有情感淡漠和思维贫乏，多见于精神分裂症、智力发育障碍和痴呆。

（4）矛盾意向（ambitendency） 指对同一事物同时产生对立的、相互矛盾的意志活动，患者对此毫无自觉，也谈不上加以纠正。如患者碰到朋友时，想去握手，却把手缩回来，多见于精神分裂症。

2. 动作行为障碍

（1）精神运动性兴奋（psychomotor excitement） 指患者行为动作和言语活动显著增加，包括协调性和不协调性两类。

1）协调性精神运动性兴奋（coherent psychomotor excitement）：表现为患者增多的动作行为及言语与思维、情感、意志等精神活动协调一致，并与环境保持较密切联系，多见于躁狂发作。

2）不协调性精神运动性兴奋（incoherent psychomotor excitement）：表现为患者增多的动作行为及言语与思维、情感、意志等精神活动不相协调，脱离周围现实环境，多见于精神分裂症、谵妄状态。

（2）精神运动性抑制（psychomotor inhibition） 指行为动作和言语活动显著减少。临床上包括木僵、蜡样屈曲、缄默症、违拗症等。

1）木僵（stupor）：指动作行为和言语活动被完全抑制。表现为患者不语、不动、不饮、不食，肌张力增高，面部表情固定，对刺激缺乏反应，经常保持一种固定姿势，甚至大小便潴留，可见于精神分裂症、严重抑郁发作、应激障碍、脑器质性损害所致精神障碍和严重药物反应等。

2）蜡样屈曲（waxy flexibility）：患者的肢体肌张力均匀地增高，可任人随意摆布，即使摆在一个极不舒服的姿势，也可保持很久而不变动。例如患者平躺时将其枕头取走，患者仍能够长时间保持头部抬高的姿势不变，称为空气枕头，可见于精神分裂症。

3）缄默症（mutism）：是言语活动的明显抑制。表现为患者缄默不语，不回答任何问题，有时仅以手示意或者用书写交流。如某患者入院后一直不说话，精神检查时患者仅用书写的方式回答医生的提问，多见于分离障碍及精神分裂症。

4）违拗症（negativism）：指患者对于他人的要求加以抗拒，分为主动违拗症（active negativism）和被动违拗症（passive negativism）。前者表现为患者的行为反应与医生的要求完全相反。如要他张口，他反而牙咬得更紧等。后者表现为患者对医生的所有要求都拒绝做出反应，可见于精神分裂症。

（3）模仿动作（echopraxia） 指患者无意义地模仿旁人动作。如医生动一下头发，患者也跟着动一下自己的头发，常与模仿言语（echolalia）同时存在，多见于精神分裂症。

（4）刻板动作（stereotyped act） 指患者机械刻板地反复重复某一单调动作。如长时间反复地将苹果拿起和放下，常与刻板言语（stereotype speech）同时出现，多见于精神分裂症、孤独症谱系障碍等。

（5）作态（posturing） 指患者维持某种怪异姿态。如做怪相、扮鬼脸等，多见于精神分裂症。

（6）强迫动作（compulsive act） 指患者明知没有必要，却难以克制地去重复做某种动作的行为，如果不重复，患者往往焦虑不安，如强迫洗涤、强迫检查等。强迫动作多与强迫思维有关，多见于强迫障碍。

二、常见的精神障碍综合征

1. 幻觉妄想综合征（hallucinatory-paranoid syndrome） 以幻觉为主，并在幻觉的基础上产生相应的妄想，幻觉和妄想联系紧密，且相互影响。如一位患者耳边出现同学议论的声音（幻听）后，逐渐怀疑同学对其进行跟踪迫害（妄想），多见于精神分裂症。

2. 躁狂综合征（manic syndrome） 以情感高涨、思维奔逸和活动增多为特征，多见于躁狂发作，也可见于脑器质性损害所致精神障碍。

3. 抑郁综合征（depressive syndrome） 以情感低落、思维迟缓和活动减少为特征，多见于抑郁发作，也可见于脑器质性损害所致精神障碍。

4. 紧张综合征（catatonic syndrome） 最突出的症状是患者全身肌张力增高，包括紧张性木僵和紧张性兴奋两种状态。前者常有违拗症、刻板言语及刻板动作、模仿言语及模仿动作、蜡样屈曲等症状，后者表现为突然暴发的兴奋激动和暴烈行为。

5. 遗忘综合征（amnesic syndrome） 又称为科尔萨科夫综合征（Korsakoff syndrome），患者无意识障碍，智能相对完好，主要表现为近事记忆障碍、定向力障碍和虚构。多见于慢性酒精中毒所致精神障碍，颅脑损伤所致精神障碍，脑肿瘤及其他脑器质性病变所致精神障碍。

⊕ 医者仁心

首位中国精神病学领域中国科学院院士——陆林

陆林教授，精神病学与临床心理学家，是中国精神病学领域第一位中国科学院院士。陆林教授在病理性记忆的神经机制和干预、精神心理疾病治疗新方法及睡眠医学领域开展了系统性和原创性的研究工作；提出了干预病理性记忆的新模式、成瘾防复吸治疗的新理念和快速抗抑郁治疗的新假说，开辟了在睡眠中治疗精神心理疾病的新方法，对于精神心理疾病的防治具有重要理论意义和应用价值。陆林教授不仅医学科研成绩卓越而且拥有一颗仁爱之心。他提出要善待精神疾病患者，不要歧视精神疾病患者。他指出多数心理问题和精神疾病都是可以治好的，要以科学理智的态度对待心理问题。

自 测 题

A1/A2型题

1. 某患者车祸后头部受伤，不省人事，醒后不认识结婚1年的爱人，此症状为（　　）
   A. 记忆减退　　B. 记忆错误　　C. 记忆恍惚
   D. 遗忘　　　　E. 错构

2. 患者，男性，30岁。近1个月来常认为有人用无线电波监听他说话，因此不敢大声说话。患者可能具有的症状是（　　）
   A. 幻听
   B. 物理影响妄想
   C. 被害妄想
   D. 嫉妒妄想
   E. 关系妄想

3. 患者将输液器看成是毒蛇，患者可能具有的症状是（　　）
   A. 幻觉
   B. 错觉
   C. 谵妄
   D. 感知综合障碍
   E. 感觉减退

4. 意识障碍的重要标志之一是（　　）
   A. 人格障碍
   B. 情感淡漠
   C. 注意力不集中
   D. 记忆障碍
   E. 定向力障碍

5. 某患者坚持不在病床上睡，坐于走廊，认为床变得特别窄，此症状为（　　）
   A. 幻觉
   B. 妄想
   C. 错觉
   D. 感知综合障碍
   E. 意识障碍

6. 某患者翻单杠时失手跌落，后意识不清，醒后能回忆练单杠时的情景，但对如何跌落及跌落后如何被抬入医院的过程无法回忆，此为（　　）
   A. 选择性遗忘
   B. 逆行性遗忘
   C. 顺行性遗忘
   D. 阶段性遗忘
   E. 混合遗忘

7. 某患者在意识清晰的情况下，说话时突然中断，停顿片刻后又说别的内容，此症状为（　　）
   A. 思维中断
   B. 破裂性思维
   C. 思维插入
   D. 思维松弛
   E. 被控制妄想

8. 某患者天天坚持穿红衣服，认为穿红衣服表示自己是红色接班人，此症状为（　　）
   A. 语词新作
   B. 思维奔逸
   C. 象征性思维
   D. 逻辑倒错性思维
   E. 妄想

9. 某患者自命不凡，认为自己是超常人物，有特殊的才能、地位和权势，属于下列何种妄想（　　）
   A. 被害妄想
   B. 嫉妒妄想
   C. 关系妄想
   D. 钟情妄想
   E. 夸大妄想

10. 某精神分裂症患者，医生问："你心里感觉怎么样？"患者回答："我是好人，外面在下雪，打败坏蛋，我要回家。"此症状为（　　）
    A. 思维破裂
    B. 病理性赘述
    C. 思维奔逸
    D. 思维松弛
    E. 象征性思维

（朱　琳）

第**3**章

精神科护理技能

案例3-1

患者，男性，22岁，大学二年级学生。近1年来听课发愣，不做笔记，时有自语自笑，动作迟缓，吃一顿饭要1个多小时，患者5天前开始终日卧床，不吃饭，不知上厕所。精神检查：意识清晰，卧床不动不语，针刺其身体无反应，肌张力增高，令患者张嘴，反把嘴闭得更紧，把患者肢体摆成不舒服的姿势，可以保持很久不变，躯体及神经系统检查无异常。

问题：1. 如何运用沟通技巧与患者沟通？
2. 怎样与患者建立良好的信任关系？

第1节　护患关系建立与沟通

护患关系是一种以护士和患者人际关系建立的过程为基础，以提高患者最佳利益和结果为目的的关系。有效的护理有赖于护士对患者的了解，是所有护理实践的中心。建立一个互相信任、开放、良好的护患关系，是有效护理的根本保证。

一、建立护患关系的要求

1. 掌握患者的基本情况　护士与患者接触时，应多方面收集信息，包括患者的一般情况和疾病情况，进而选择恰当的与患者接触的方式，确定适当的交谈内容，主动提供患者所需要的帮助。

2. 正确认识精神疾病　精神疾病是由多种原因所导致的一种大脑功能紊乱性疾病。患者的离奇行为或荒诞言语是疾病的表现，就像躯体疾病所对应的相应症状和体征一样，无好坏之分，不能以健康人的标准来评定。

3. 尊重患者人格、保护隐私　首先做到一视同仁，不因患者症状而嘲笑甚至愚弄患者。在进行治疗或谈话之前应先征得患者同意，尊重患者的意见或提出的方案。应向患者介绍或说明其治疗及护理情况，尊重其知情权，以取得患者合作。对于患者的隐私、病史要给予保密。

4. 体会患者心境，与患者共情　共情是指治疗者能够正确地了解受检者内在主观世界的态度、能力，以及相应的反应，是一种能深入他人主观世界，了解其感受的能力。护士要设身处地为患者着想，根据患者的言谈举止了解患者的思想、感受及需要，尽量满足患者的合理需求，理解并且体会患者的内心痛苦。

5. 持续性与一致性的态度　持续性是指在患者住院期间应由相对固定的护士与患者经常沟通交流，这样有助于形成稳固的沟通方式。一致性是指护士对患者维持相同的基本态度，使患者得到安全感，减轻焦虑。对待患者的荒谬想法或症状应当既不否定也不肯定，保持中立，不加以评判。

6. 加强自身修养　护士在护患关系建立过程中起主导作用，因此护士应当加强自身修养，树立良好的形象，做到服装整洁、仪表大方、举止从容、精神饱满。同时护士应具备敏锐的洞察力，及时掌握疾病的症状及发展规律，做好防范及应对措施。

二、建立护患关系的技巧——护患沟通

护患沟通是护士与患者之间交流信息和感情，建立良好护患关系的过程。良好的护患沟通可以提高患者的护理依从性，增强患者的康复信心，减少和避免护患纠纷。

（一）护患沟通的要求

1. 以患者为中心　护患关系的建立是以促进患者健康为目的，一切针对患者的护理决定和行为，都应以患者的利益为中心，最大限度地保护患者的利益。

2. 制订相应的护理目标　护士在整个护患沟通过程中应制订完整的护理目标，并以目标为导向完成护患沟通。

3. 接纳患者　有些患者无法顺利地进行沟通，甚至带有暴力倾向，与这些患者沟通时，护士必须理解患者的行为，不以批判的态度对待患者。

4. 避免过多的自我暴露　护士可以适当地进行自我暴露，但不能过多，以免将沟通焦点转移到护士身上。

（二）护患沟通的技巧

1. 提问　是交谈的基本手段。它可以快速地围绕主题进行信息收集与核实。提问可分为以下两种。

（1）封闭式提问（有方向的提问）　是一种将患者的应答限制在特定范围之内的提问，如"你今天排便了吗？""你的胃还疼吗？"。

（2）开放式提问（没有方向的提问）　提问的问题范围较广，不限制患者的回答，如"您对治疗有什么意见？""您这几天感觉怎么样？"。护士在提问时注意尊重患者，尽量减少问"为什么？"，避免给患者一种被质问的感觉。

2. 倾听　是指交谈中专心地听取，不随意打断患者的诉说，表现出对患者尊重的态度。通过倾听了解患者存在的问题，从而有针对性地提供帮助。倾听的技巧包括以下几点。

（1）少说话　因为说话和倾听是不能同时进行的，护士少说话可以给患者更多自由表达思想和意见的机会。

（2）建立协调关系　了解对方，试着从他的角度看待问题。

（3）表现出感兴趣的态度　这是让对方相信护士正在倾听的最好方式。

（4）眼神接触　适当的眼神交流能让对方产生护士正在聆听的感觉。

（5）推迟评判　不轻易打断对方谈话，否则会造成沟通的阴影。护士应学习控制自己，抑制自己要争论的冲动。

3. 引导话题延续　护士可适时将简短的语句加入沟通的过程，如"然后呢？"，使患者觉得护士对此次交谈很感兴趣，增加患者与护士沟通的兴趣。

4. 阐释　常常用于解答患者疑问，消除患者心中存在的问题或疑惑。在运用阐释技巧时，要注意给患者提供接受和拒绝的机会，即让患者做出反应。

5. 安慰性语言　是一种对各类患者都有意义的一般性心理支持，可使新入院的患者消除陌生感，使恐惧的患者获得安全感，使有疑虑的患者产生信任感，使紧张的患者得以松弛，使有孤独感的患者得到温暖。在安慰时，护士运用共情技巧，理解患者的处境，体察患者的心情，并针对不同的患者选用不同的安慰性语言。

6. 适当沉默　恰到好处地运用沉默，可以促进沟通。如在面对一位偏激的患者时，为了化解紧张气氛，以沉默待之，效果更好。

7. 与特殊患者沟通的技巧

（1）妄想患者　护士对患者所述之事不做肯定也不予以否定，更不要与其争辩，以免成为患者妄想的对象，待患者病情稳定、症状缓解时再帮助其认识。

（2）缄默不语患者　护士可以关切地坐在其身边，让患者充分感受护士对他的理解和重视。

（3）攻击行为患者　护士应避免与患者单独共处一室，避免激惹性语言，尽量满足患者的合理需要，同时诱导患者转移注意力，使其尽快安静下来。

（4）抑郁患者　护士应耐心倾听患者述说内心的痛苦，安慰、鼓励、启发患者回忆快乐的往事，并表示赞同和肯定。

（5）木僵或癔症患者　护士切忌在患者面前谈论病情，做任何护理操作前应向患者解释说明，取得患者的配合。

三、影响护患关系的因素

1. 护士因素　护士的心理素质、专业知识及业务能力是影响护患沟通的直接因素。如护士心理调适能力不佳，情绪不稳定，容易把生活中的个人情绪带入工作中，或将与个别患者交往的不愉快情绪扩大泛化至其他患者；护士专业知识或相关专业知识不足，不能正确识别、理解患者的异常言行；缺乏沟通交流技巧、使用不良的交流方式导致不能做到有效沟通等。

2. 患者因素　患者身体的因素，如疲倦、言语障碍、耳聋、疼痛等；心理因素，如被家人强迫就医，对护士有抵触或敌对心理；听其他患者议论而对护士有先入为主的不良印象等因素，从不同方面影响沟通的质量，尤其是患者的知识水平，会影响护患沟通的程度和深度。

3. 事前缺少准备　交谈前护士如果没有对此次谈话认真准备，不了解患者的基本情况，就会导致交谈缺乏针对性，这会让患者认为自己不受重视而不愿沟通。

4. 双方存在差异　护患双方在价值观、知识层面、处事态度、语言技巧、经历及经验方面存在着较大差异，也会影响沟通的顺利进行。

第2节　精神疾病的观察与护理记录

一、精神疾病的观察

（一）观察的内容

1. 一般情况　患者的仪容仪表与个人卫生情况；生活自理的程度；睡眠、进食、排泄、月经情况等。

2. 精神症状　有无认知过程障碍、有无情感障碍、有无意志行为障碍、有无意识障碍，自知力如何。

3. 躯体情况　有无呕吐、水肿、脱水，有无呼吸、消化及心脑血管等系统疾病，生命体征是否正常。

4. 检查治疗情况　患者对检查、治疗的合作程度，检查治疗是否顺利，治疗效果如何，有无不良反应。

5. 心理社会状况　包括患者目前的心理负担、心理需求、急需解决的问题及心理护理的效果；与周围人接触交往的态度，如主动或被动，热情或冷淡，合群或孤僻等；参加工、娱、体治疗与学习等活动时的情况，如有无兴趣、主动性、持久性，注意力是否集中。

（二）观察的方法

1. 直接观察法　是与患者直接接触，面对面进行交谈，进一步了解患者的思想情况和心理状态。

此法一般适用于意识清晰且合作程度好的患者。

2. 间接观察法 是从侧面观察患者独处或与人交往时的精神活动表现，例如，工娱治疗活动时患者的注意力是否集中，平时与病友接触及探视时与亲友、家属交往的态度和谈话内容，以及患者平时的信件、日记、绘画等了解患者的病情变化。对思维内容不肯暴露或不合作的患者，间接观察是十分重要的手段。

（三）观察的要点

1. 目的性 护理人员对病情的观察要有目的性，需要知道哪些方面的信息，就将其作为重点观察内容。

2. 客观性 护士在观察病情时，要将客观观察到的事实进行交班与记录，不要随意加入自己的猜测，以免误导其他医护人员对患者病情的判断。

3. 整体性 要了解观察患者住院期间各个方面的表现，以便对患者情况有一个全面、整体、动态的掌握，及时制订或修订患者的护理计划。

4. 针对性 对不同患者观察重点也不同，对急性期患者要重点观察病情的动态变化及其病情转变、波动的先兆。对缓解期患者要重点观察病情稳定程度与对其疾病的认识程度。对恢复期患者要重点观察症状消失的情况、自知力恢复的程度及其对出院的态度。有心理问题者要重点观察其心理反应与行为表现。

二、精神科护理记录

护理记录是护理人员在护理活动中，通过对患者的观察、护理，将患者动态的病情变化、心理活动及所采取的护理措施等以文字的形式客观地记录在病历中。它不仅为医生提供有效的治疗和诊断依据，而且具有法律效力。因此，书写好护理记录至关重要。

（一）护理记录书写要求

1. 护理记录书写原则是客观、准确、及时、完整。

2. 护理记录应使用蓝黑或碳素墨水书写，文字工整、字迹清楚，表述准确，语句通顺，不漏项。书写过程中出现错别字时，应当用原色双线划在错字上，将正确的字写在右侧并签名，不得采用刮、粘、涂等方法掩盖或去除原来的字迹。

（二）记录的方式与内容

1. 入院护理评估单 入院评估一般在入院8小时内完成。记录内容包括一般资料、简要病史、精神症状、基本情况、疾病诊断、入院宣教等。

2. 入院后护理记录 记录患者的生命体征、主诉、入院时间、主要病情、精神症状、躯体情况、治疗及护理要点。

3. 住院护理评估单 临床上以表格式居多，护士根据患者不断变化的病情，对患者进行每班、每日、每周的阶段性护理评估和护理。

4. 护理记录单 重点记录患者的精神症状、躯体症状等病情动态变化的情况，护理和治疗的效果，药物的不良反应，生活自理状况，饮食、睡眠情况等。

5. 护理风险记录单 护理风险评估有自伤、自杀、外走、冲动、跌倒、噎食、藏药等风险时，应详细记录患者的言行、情绪反应，并体现相应的护理措施。

6. 出院护理评估单 一般采用表格填写与叙述法相结合的记录方法。内容包括健康教育评估、出院指导评估、护理小结与效果评价。

7. 其他 如新入院病例讨论记录、阶段护理记录、转出记录、转入记录、死亡护理记录等。

第3节 精神科基础护理

一、安全护理

安全护理是精神科护理工作的重要组成部分，也是护理人员护理精神障碍患者的重要环节。精神障碍患者因受症状支配，常可出现冲动、伤人、自伤、毁物、出走等特殊行为。因此，护理人员应熟知患者情况，随时注意观察病情变化，防患于未然，如有意外发生，应及时采取有效的应对措施。

1. 掌握病情 护理人员必须熟悉患者的病情、诊断。对有暴力、自杀及出走等行为的患者，要心中有数，随时注意其动态，必要时安排专人24小时重点监护。

2. 加强巡视 一般患者护理人员应每10～15分钟巡视1次，对重点患者安排专人监护，患者24小时不离开护理人员的视线。对一切影响患者安全的活动，护理人员应及早发现，予以及时制止，确保患者安全。

3. 严格执行各项护理工作制度 护理人员要严格执行给药制度、交接班制度、外出检查护理制度、岗位责任制度等。例如患者服药后，护理人员要认真检查其口腔，避免患者藏药或将藏匿的药物一次吞服，导致生命危险。发药时要注意安全，并严防患者将药盘打翻或伤人。

4. 加强安全管理 ①病室环境安全：发现门窗、锁、家具等设备有损坏时要及时修复。各种辅助室用毕，门要及时上锁，以防患者借机出走或收藏实物作为自伤或伤人的工具。②病房内的危险物品要严格管理：如药品、器械、约束带、玻璃制品、锐利物品等要放至固定地点并加锁保管，每班认真交接，清点实物，如有丢失及时查找。③加强安全检查，严防将危险物品带入病房：凡患者入院、会客、请假出院返回、外出活动返回时均需做好安全检查，防止将危险物品带入病室。

二、日常生活护理

日常生活护理主要任务是评估患者的自我照顾能力，帮助患者维持个人卫生及整理仪容仪表，减少并发症的发生。

1. 口腔和皮肤护理 督促、协助患者养成早、晚刷牙及漱口的卫生习惯。对危重、木僵、生活不能自理者，予以口腔护理，每日2～3次。新入院患者，应做好卫生处置并检查有无外伤、皮肤病等，并及时处理。生活自理困难者，由护士协助或代为料理，包括女性患者经期的卫生护理，使患者整洁舒适。对于长期卧床的患者，护士要注意观察其皮肤情况，给予床上擦浴，定时为其更换体位，及时按摩骨突部位皮肤，帮助肢体进行功能活动，保持床褥干燥、平整，防止压疮的发生，若发现皮肤破溃应及时处理。

2. 排泄护理 尿潴留、便秘是精神药物治疗中常见的不良反应，护士应细心观察并记录患者的排泄情况。对于便秘者应遵医嘱使用缓泻剂，鼓励患者平时多饮水，多食蔬菜、水果，多活动，以预防便秘。对于排尿困难或尿潴留者，可进行诱导排尿，无效时遵医嘱导尿。

3. 衣着卫生及日常仪态护理 关心患者衣着，随季节变化及时督促和帮助患者增减衣服，以免中暑、感冒、冻伤等。帮助患者整理服饰，保持衣着干净，定期更衣，或随脏随换，衣扣脱落及时缝钉。帮助患者修饰仪容仪表，有利于患者增强自信，提高生活情趣。

三、饮食护理

精神障碍患者的饮食异常现象是多种多样的，既可在精神症状支配下发生拒食、厌食、抢食、暴饮暴食或吞食异物等，也可因服用抗精神病药物引起吞咽困难甚至噎食的发生。因此，护士要认真做好饮食护理，协助患者正常有序地进食，保证其进食安全。

（一）进餐前的安排

1. 进餐形式 一般采用集体用餐（分餐制）方式，有利于消除患者对饭菜的疑虑，也便于护理人员全面观察患者的进餐情况。

2. 进餐安排 安排患者于固定餐桌，定位入座，便于工作人员及时发觉缺席者，做到不遗漏。进餐时分别设普通桌、特别饮食桌、重点照顾桌。

（1）普通桌 供大多数合作或被动合作的患者就餐，给予普通饮食。

（2）特别饮食桌 供少数有躯体疾病或宗教信仰等对饮食有特别要求的患者就餐，如少盐、低脂、高蛋白、忌猪肉、半流质饮食等。由专人看护，按医嘱、病情及特殊要求给予患者适宜的饮食。

（3）重点照顾桌 安排年老、吞咽困难、拒食、藏食、生活自理困难需喂食者就餐，并由专人照顾。

（二）进餐时的护理

在进餐过程中，护士分组观察患者进餐情况，防止患者倒食、藏食，防范患者用餐具伤人或自伤。巡查有无遗漏或逃避进餐的患者，并提醒患者细嚼慢咽，谨防呛食、窒息。对年老或药物反应引起的吞咽困难者，要给予软食或流质饮食，切勿催促，给予充分时间，必要时予以每口小量喂食，并由专人照顾，严防意外。对抢食、暴食患者，安排单独进餐，劝其放慢进食速度，以免狼吞虎咽发生噎食；并适当限制进食量，以防过饱发生急性胃扩张等意外。

对不愿进食、拒绝进食者，需针对不同原因，设法使之进食，必要时给予鼻饲或静脉补液，重点交班。对被害妄想、疑心饭菜有毒者，可让其任意挑选饭菜，或由他人先试尝，或与他人交换食物，适当满足其要求，以解除其疑虑，促使进食。对罪恶妄想者，可将饭菜拌杂，使患者误认为是他人的残汤剩饭而促使进食。对疑病妄想、忧郁不欢、消极自杀等而不肯进食者，应耐心劝导、解释、鼓励，亦可邀请其他患者协同劝说，促使患者进食。对被幻听吸引注意力而不肯进食的患者，可在其耳旁以较大声音劝导提醒，以干扰幻听而促使患者进食。对木僵、紧张的拒食患者，不宜强行喂食，可将饮食放在床旁桌上，等待患者拿取，必要时鼻饲流质饮食或静脉输液。

四、睡眠护理

睡眠的好坏常预示着患者病情的好转、波动或加剧。保证患者充足的睡眠对稳定患者情绪、巩固治疗效果起着重要的作用。

1. 创造良好的睡眠环境 病室清洁整齐、无异味，空气流通，温度适宜，光线柔和，环境安静、无噪声，有利于患者安定情绪，容易入睡。

2. 安排合理的作息制度 为患者制订合理的作息时间并督促执行，白天除了安排患者进行1～2小时午睡外，其他时间要组织患者参加适宜的工、娱、体活动，有利于患者夜间正常睡眠。

3. 养成良好的睡眠习惯 督促、协助患者睡前用温水洗脸、洗脚或沐浴，以利于减缓脑部血流量，促进睡眠；睡前忌服引起兴奋的药物或饮料，避免参加引起激动、兴奋的娱乐活动和谈心活动。指导患者采取健康的睡眠姿势，避免蒙头、俯卧睡眠。

4. 加强巡视，严防意外 护士要深入病床边勤巡视，仔细观察患者睡眠情况，包括睡眠姿势、呼吸音，是否入睡等，尤其对有自杀意念的患者做到心中有数，及时做好镇静处理，防止意外发生。

第4节 精神科患者的组织与管理

一、精神科患者的组织

精神科患者的组织是在病区护士长的领导下，由病区内专职护士（康复护士）负责组织、指导和参与患者的各项活动，病区全体工作人员予以支持、协助、参与。患者的组织有病区修养委员会、修养小组、康复互助组等。修养委员会的主任、委员、组长的人选应从恢复期、病情稳定的患者中挑选有一定工作能力，在患者中有一定影响力且热心为病友服务的人员担任。主任负责全面工作，委员分别负责学习、生活、宣传、文体、工娱治疗等方面的工作，小组长配合委员，关心组内病友，带领和督促小组成员积极参加病区的各项活动。专职护士负责监督检查，定期与委员会成员开会，研究、讨论、制订学习计划和开展各项活动，听取患者对医疗护理服务的意见，向患者提出需要配合的事项，及时对表现优秀的患者进行鼓励和表扬，调动患者的积极性，培养患者的自我管理能力，配合医务人员共同搞好病房的管理。任职的患者出现病情复发或康复出院可及时推荐其他患者补充，保证修养委员会工作持续进行。

链接　精神科分级护理

精神科分级护理是根据病情的轻重缓急和对自身、他人及周围环境安全影响程度分为特级护理及一级、二级、三级护理。特级护理的标准：病情危重，随时需要进行抢救；有严重的冲动、伤人、自杀及逃跑行为；中度木僵，严重的痴呆、抑郁、躁狂状态；有意识障碍或伴有严重躯体并发症。一级护理的标准：精神症状急性期；严重药物不良反应；生活部分可以自理，但病情随时可能有变化；特殊治疗需要观察病情变化。二级护理的标准：精神疾病缓解期，生活能自理，轻度痴呆患者。三级护理的标准：精神疾病恢复期，躯体症状缓解，生活能自理。

二、精神科患者的管理

（一）管理模式

1. 开放式管理　患者有自我管理的权利。患者多数是自愿接受治疗的，希望有更多的知情权，生活上和物品管理上也是以自我管理为主。病房环境是完全开放的，在家属陪同下患者能外出活动，但要在规定时间内返回病房进行治疗等活动。这种管理方法促进了患者与外界的接触和情感交流，减轻了其情感和社会功能的衰退，有助于精神康复和家庭社会功能的提高。

2. 半开放式管理　是指在封闭病房住院的精神障碍患者在病情允许的情况下，由医生开具医嘱，在每日常规治疗完成后可以在家属陪同下外出活动，周末可安排患者由家属陪伴回家，周一返院。医护人员应与患者家属及单位取得联系，得到他们的支持和配合。通过一系列社会交往活动，使患者尽可能不脱离社会，并保持愉快的心情，增强患者生活的自信心，早日回归社会。

3. 封闭式管理　适合于精神疾病急性期、严重的冲动、伤人、毁物、自杀、自伤及病情波动无自知力的患者。该管理模式便于组织管理、观察和照顾精神障碍患者，可有效防止意外事件的发生。

（二）管理方法

1. 建立和完善管理制度　病区制订各种规范化管理制度，如患者作息制度、住院修养规则（包括进餐时、睡眠时、服药时、测体温时、工娱治疗时、外出活动时等）、探视制度、外出制度等，并经常宣传制度和规则的内容，让患者明了遵守制度和规则的意义，使他们能自觉遵守。

2. 重点患者，集中管理　工作人员应做到重点患者心中有数，集中管理。将重点患者安排在离办公室最近的病房或ICU病房，由专人观察、护理。

3. 丰富生活，促进康复　有计划地安排文娱、体育健身、劳作、学习与健康教育活动，丰富住院生活，能够转移患者的注意力，使其病态行为得到纠正，确保精神与机体的完整统一，让患者在集体活动中和良好氛围内获得信心和希望。

4. 学习与交流　组织患者学习新知识，安排患者读书、看报、看电视等，使患者了解外界状况，关心国家大事并发表看法。患者通过学习与交流能够更好地认识社会并融入社会。

医者仁心

积土为山、积水为海，一心为病家谋幸福的精神科泰斗——田祖恩

田祖恩教授生于1928年2月，1955年于北京医学院毕业后，到北京安定医院从事精神卫生工作，曾任中华医学会司法精神病学组副主任委员、北京市高级人民法院法医技术顾问及北京市精神疾病司法鉴定委员会专家组组长。1983年，年过半百的田祖恩经过不懈努力，创建了北京安定医院精神病司法鉴定科，推动了刑事案例精神鉴定程序的制定，开发了司法精神疾病鉴定系统。60余年的职业生涯，田祖恩教授感受着病患的痛苦，承载着医者的责任，以善良之心和精湛医术赢得了百姓的口碑，许多患者亲切地称呼他"田爷爷"。田祖恩教授说："无论大小、无论贫富、逢男或女、何时何遇，视彼儿女，犹余兄弟，余之唯一目的是为病家谋幸福。"

自 测 题

A1/A2型题

1. 在与精神障碍患者的沟通中，下列哪项是不适当的（　　）

   A. 以患者为中心

   B. 对妄想患者，可通过争辩帮助其认识自身疾病

   C. 不以批判的态度对待患者

   D. 对老年患者，可通过触摸使其感到温暖

   E. 避免过多的自我暴露

2. 精神科护士直接观察护理对象的方法是（　　）

   A. 书信　　　　B. 日记

   C. 绘画　　　　D. 交谈

   E. 照片

3. 提问、倾听、阐释是（　　）

   A. 护理的基本内容　　B. 护理的基本技能

   C. 基础护理　　　　　D. 心理护理

   E. 生活护理

4. 倾听时应注意不应该（　　）

   A. 适当地给予反应　　B. 注意非语言性沟通行为

   C. 不明白时应立即提问　D. 保持眼神交流

   E. 不要急于作判断

5. 下列哪项交流方式可能会影响护患之间的沟通（　　）

   A. 给予患者反复的保证

   B. 耐心倾听患者诉说

   C. 适时给予反馈

   D. 当患者说话漫无边际时，可适当引导

   E. 当患者悲伤时，可运用触摸方法

6. 精神障碍患者的饮食护理，下列哪项不正确（　　）

   A. 一般采取集体进餐

   B. 拒食、抢食、暴食的患者一起进餐

   C. 吃异食的患者需专人看护

   D. 年老、吞咽困难的患者给予重点照顾

   E. 开饭时要巡视病房，防止遗漏

（吕文艳）

案例 4-1

　　张某，女性，28 岁，已婚。因夫妻关系紧张、长期吵架，近半年来常无故发笑、自言自语、打人，出现被害妄想。门诊以"精神分裂症"收住入院。患者入院后自述有人诬陷她、害她，见人就打是为了保护自己。入院检查：患者意识清晰，有幻听。生活不能自理，见什么吃什么，吃饭不知饥饱。否认有病。既往体健，无精神疾病史。

　　问题： 1.请说出患者的主要护理诊断。
　　　　　　2.对患者采取的护理措施有哪些？

　　精神障碍患者的危机状态是指患者突然发生的，自身无法控制的，存在威胁自身或他人生命安全可能性的一种状态，包括暴力行为、自杀自伤、出走、噎食、木僵等。不仅危害自身健康和安全，而且会危害他人安全和社会安全。因此，从事精神科专科护理工作的人员必须时刻警惕，预防各种危机状态的发生，在发生后能立即应用急救护理技术进行有效的处理。

第1节　自杀行为的防范与护理

　　自杀是指个体蓄意或自愿以某种手段结束自己生命的行为。根据自杀的结果，一般分为自杀意念、自杀未遂和自杀死亡三种形态。有自杀意向但未采取行动是自杀意念；有意念有行动但未成功是自杀未遂；有意念有行动且最终结束生命是自杀死亡。

一、护理评估

（一）自杀的原因及危险因素评估

　　自杀的原因很多，是生物、心理、社会因素共同作用的结果，其中精神障碍是最常见的原因。

　　1.精神障碍　有自杀倾向的精神障碍：抑郁发作、精神分裂症、人格障碍、精神活性物质所致精神障碍等。导致自杀常见的精神症状有抑郁、幻觉、妄想、情感低落、易激惹等。

　　2.其他因素

　　（1）遗传和家庭成员的影响　自杀的重要危险因素是家庭成员中有过自杀行为的历史。可能与遗传物质的传递、家庭成员对自杀行为的认同和模仿等有关。

　　（2）心理社会因素　家庭社会支持系统缺失、应激性生活事件刺激易使患者出现自杀行为。家庭变故、家庭矛盾，学习工作压力大，失业、经济状况恶化等都是常见的心理社会因素。

　　（3）性格　不良个性特征的患者在精神应激状态下，容易出现因一时的冲动而自杀。如性格不够成熟，始终认为所有事情非黑即白，不能多角度看待问题、解决问题；喜欢看人性的阴暗面，封闭自己，妄自菲薄，又自怨自艾，情绪不稳，行为具有冲动性。

（二）自杀行为发生征兆

　　1.曾有过企图自杀或自我伤害的历史。

2. 经常无故情绪低落，流露消极、悲观、厌世的情绪，甚至经常哭泣。

3. 开始分发财产，写遗书，处理所谓身后事。

4. 将自己反锁在房间内或隐蔽的地方。

5. 突然谈论起死亡。

6. 收集或私藏危险物品，如绳子、刀具、药物和玻璃片等。

7. 有严重的罪恶妄想，言谈中流露出自己不配活在世上的信息。

8. 问一些奇怪的问题，如这栋楼有几层？夜班几个人值班啊？

9. 有命令性幻听，行为受幻听的支配。

10. 情绪的改变，如突然出现没有原因的开心、快乐，慢性难治性躯体疾病患者突然不愿意接受治疗。

11. 近期遭受了难以弥补的严重丧失性事件，如亲人离世。

（三）自杀意念强烈度评估

自杀意念的强烈度取决于自杀意念出现的频率、程度、时程；是否有明确的自杀计划、自杀计划是否周密、是否具有可救治性；自杀企图频度和坚定性。如果患者有一个周密的自杀计划和计划实行的具体方式，其自杀的危险性就非常高。因此，要评估患者自杀的危险性，必须通过严密观察和倾听来取得患者自杀的线索、自杀的计划和致死程度。对自杀的危险性推测得越准确，预防性措施越精确。

（四）评估自杀意念强烈度的辅助工具

在临床实际工作中，护理人员还可借助于一些量表来评估患者的自杀风险和预测自杀的危险性，如贝克抑郁问卷（BDI）、贝克绝望量表（BHS）、汉密尔顿抑郁量表（HAMD）、自杀意念自评量表（SIOSS）等，可帮助护士发现患者自杀的线索、风险、自杀的计划和致死程度，以使护士能采取预防性措施。

二、主要护理诊断/问题

1. 有自杀的危险　与绝望的情绪、幻听有关。

2. 应对无效　与社会支持系统不足、处理事务的技巧缺乏有关。

三、护 理 措 施

（一）自杀的预防

1. 安全护理　严格执行病房安全管理制度，危险物品要严格管理。

（1）有自杀倾向的患者需在护理人员视线范围内，一定要做好环境安全检查工作，有问题及时维修，严格做好药品及危险物品的保管工作。

（2）做好宣传教育工作，当患者和院外人员接触时，要避免危险物品进入病房，如水果刀、充电线、鞋带等。

（3）严格执行护理巡视制度。护理人员要有高度的责任感，对有自杀倾向的患者要做到心中有数，重点巡视，尤其在夜间、凌晨、交接班、午睡、饭前及节假日等病房医务人员较少的情况下，护理人员要加强防范。

2. 病情观察　密切观察患者的自杀征兆，如患者焦虑不安、心情突然变好；在某处徘徊不前，拒食等。此种情况应避免患者独处或单独活动，护士可陪同患者参加各种活动，避免意外事件的发生。观察患者有无将自杀意念转化为自杀行为的途径，密切监视，并及时干预。

3. 建立良好的护患关系　护士在接纳、理解、支持的基础上采用各种沟通技巧与患者建立良好的护患关系。及时了解患者需求，经常倾听患者诉说，了解其内心感受，鼓励患者表达不良心境及自杀的冲动和想法，患者内心活动外显化可产生疏导效应。

4. 鼓励患者参加有益活动　很多活动可帮助患者释放紧张和愤怒的情绪，因此要鼓励患者参加感兴趣的活动，如下棋、唱歌、跳舞、养花等。既可以增加患者的生活乐趣，也可以增强患者自信，提升自我价值。

5. 调动社会支持系统　帮助患者战胜病痛，增加对抗自杀的内在资源或外在资源。对患者亲属进行与自杀干预有关知识的教育辅导，让家属参与干预治疗。

（二）自杀的救护

1. 服毒　指精神障碍患者有意藏匿大量抗精神病药物或安眠类药物后集中顿服而中毒，以达到自杀的目的。对于精神障碍患者而言精神类药物接触较容易，就直接导致了服毒自杀的可能性增高。一旦发现服毒自杀患者应立即组织抢救，具体操作如下。

（1）首先评估患者的生命体征、意识、瞳孔、肤色、分泌物、呕吐物等。

（2）判断所服毒物的性质、种类及量。

（3）对意识清醒的患者，要进行催吐、洗胃、导泻等。

（4）对所服毒物种类不明确者，留取胃内容物标本送检。

（5）对意识不清或休克的患者，应配合医生进行急救处理。

2. 坠楼　是精神障碍患者常用的一种自杀方式。发现患者自高处坠落，首先立即检查患者有无意识障碍、头痛、呕吐，外耳道有无液体流出，肢体有无骨折，有无开放性伤口，同时观察有无合并内脏损伤。若患者出现休克应立即抢救。对患者进行初步处理后，及时送入相关科室进行后续治疗。

3. 自缢　是精神科常见的一种意外事故，且后果严重。绳子、衣裤、被单、皮带等都可成为自缢的工具。患者一般在清晨、半夜或无人时采取自缢行为，自缢发现和抢救时间的早晚，是心肺复苏、脑复苏抢救是否成功的关键。紧急处理方法如下：

（1）双手环抱患者下肢，用力将患者向上托起，解脱自缢的绳带套。

（2）将患者就地放平，松解衣领、腰带。如患者心搏尚存，可将患者的下颌抬起，使呼吸道通畅，并给予吸氧。

（3）对出现心搏骤停者立即实施心肺复苏，并做进一步处理。

第 2 节　暴力行为的防范与护理

暴力行为是指精神障碍患者在被害妄想、幻听、易激惹等精神症状及各种心理社会因素的影响下，突然发生的自杀、自伤、伤人、毁物等冲动行为。暴力行为是精神科最为常见的危机状态，常见的心理暴力如口头谩骂、讥讽、威胁、嘲笑等；身体暴力如打人、咬人、踢人、吐口水、破坏物品等。发生在精神科的暴力行为多见于精神分裂症、情感性精神障碍、人格障碍、精神活性物质所致精神障碍、脑器质性精神障碍等患者。因此，精神科护理人员需要对患者的暴力行为及时预测，防范暴力行为的发生。

一、护 理 评 估

（一）暴力行为发生的原因及危险因素的评估

1. 生物学因素

（1）遗传　攻击、暴力行为存在一定的家族聚集现象，且符合遗传特点。

（2）性别　普通人群中男女发生攻击行为的比例为9∶1，但在精神障碍患者中这种行为性别差异不明显。

（3）神经递质　以往很多研究结果表明，多巴胺、5-羟色胺和去甲肾上腺素能神经元参与调控攻击性行为，降低去甲肾上腺素的水平能减少攻击行为的发生，普通人服用苯丙胺提高多巴胺功能会出现更多的攻击行为，降低多巴胺的水平如应用抗精神病药物，可能会减少攻击行为的发生。

（4）内分泌　血糖、抗利尿激素、雄激素、催产素、内源性阿片样物质浓度、睾酮、类固醇水平和促肾上腺皮质激素的水平变化可能与暴力行为有关。

2. 心理学因素

（1）情绪稳定性及成长阶段　情绪不稳者容易出现攻击性，青春期是暴力行为高发阶段，发病率几乎是成年人的2倍，30岁以后开始下降。

（2）人格特征　暴力犯罪者多具有固执、多疑、情绪不稳定、喜欢追求刺激、缺乏社会责任感和同情心、缺乏自信与自尊、社会交往的能力差等特点。

（3）应激　应激性事件中严重、持续和难以应对的事件可成为暴力行为的促发因素。

（4）智能　智力水平低下者易发生暴力行为。

3. 社会学因素

（1）社会经济地位　社会底层、收入低、无正式工作和失业者暴力行为的发生率比较高。

（2）家庭环境　幼年的不良家庭环境，如家庭暴力、父母离异或分居等，与成年后的暴力行为的发生关系密切，发生率明显较高。

（3）受教育程度　暴力行为的发生与受教育程度成反比。

（4）社会舆论　不当的社会宣传和舆论，身处暴力环境与氛围中，常常具有诱导和榜样作用。

（5）社会支持　社会支持少、婚姻不稳定者等易发生暴力行为。

4. 疾病相关因素

（1）精神障碍　精神分裂症、情感性精神障碍、精神活性物质所致精神障碍者易发生暴力行为。

（2）症状特点　激惹状态、被害妄想、被控制感、治疗依从性差、绝望状态、病理性嫉妒、缺乏自制力、认知功能损害等与暴力行为关系较大。

5. 其他致病因素

（1）既往有过一次以上的暴力行为或有过多次冲动、攻击行为史。

（2）物理环境中的某些因素（如气温高、铅中毒等）可能增加攻击性行为。

6. 诱发因素　社会环境、文化等因素会影响精神障碍患者暴力行为的发生。常见的诱发因素：①抗精神病药物的不良反应，使患者难以耐受；②工作人员的服务态度和自身行为惹怒患者（如歧视或挑衅患者），管理经验不足，与患者的人际交往距离掌握不恰当；③患者的合理需求未得到满足；④当患者聚集在一起，过分拥挤，缺乏隐私及处于被动状态时，容易发生暴力事件；⑤强行被动入院、长期强制住院和封闭式的管理环境也容易引起患者的怨恨和反感，促使暴力行为的发生。

（二）暴力行为发生的征兆评估

精神障碍患者出现下列情况时，可出现暴力行为，护理人员应高度警惕。

1. 患者原有的精神症状突然加重或出现波动。

2. 患者表现出表情紧张且僵硬，紧握拳头，身体活动量增加（如踱步、拍门、踢床、摔东西，急躁不安等）。

3. 患者出现攻击性及敌意性的言辞，如无对象地抱怨、发牢骚。

4. 患者可出现私藏危险物品行为；出现被害妄想、幻觉、焦虑、抑郁、恐惧等精神症状。

5. 对周围人员及医院不满意，持敌对态度，或以杀（伤）人相威胁。

6. 拒绝接受治疗、拒绝合作、拒绝执行院规。

（三）暴力行为严重度评估

1. 评估患者所处的环境和位置，周围是否有其他患者、是否有贵重的器材物品、空间是否宽敞、是否有利于护士对患者进行控制或实施保护性约束。

2. 患者是否手持危险器具或周边有无可作为武器的器具是决定危害大小的关键因素。比如赤手空拳者损害较小；持有刀、棒、剪子或其他锐器、玻璃器具、椅子等，可能伤人或自杀、自伤；持有引爆物、可燃物等危害较大。

3. 患者处于极度愤怒时期，发生暴力行为危险性大。

4. 患者是否伴有妄想、幻听等致暴力行为发生的精神症状，如有，则危险性较大。

（四）评估工具

目前也有一些心理评估工具来预测和评定暴力攻击行为，如危险行为评定量表、临床风险量表、外显攻击行为量表等，可对精神障碍患者是否有暴力行为进行风险评估。

二、主要护理诊断/问题

有对他人实施暴力的危险：与幻觉、妄想等症状有关。

三、护理措施

（一）暴力行为的预防

1. 安全管理 严格执行病房安全管理制度，及时去除各种危险物品（刀、剪、绳、锐器、玻璃、火柴、打火机等）。保证环境的安静和整洁，避免环境对患者的刺激。适当满足患者的合理需求，如吸烟、打电话、写信等。医务人员对于患者提出的问题或请求应及时回应，不与患者争执，避免激发其冲动情绪。

2. 控制病情 安全有效的药物治疗可减少患者冲动行为的发生。护士应严格执行医嘱，帮助患者服药。发药时应注意一人发药，另一人检查患者口腔，严防患者藏药，确保药物正确、安全服下，以保证药物对精神症状的控制，减少由精神障碍引起的暴力行为。

3. 正确引导 通过早期的语言或非语言交流来化解危机状态。尽量安排患者较信任的工作人员与其接触，让患者尽快平复。护理人员在和患者沟通的过程中，要注意自己说话的态度、技巧等，传达出护理人员对患者真诚接纳的态度，尽量使用平静而低沉的声音与患者沟通，避免激怒患者，更不要挑衅、谩骂患者。也可以在引导过程中使用恰当的非语言沟通技巧，如护士应该将手置于口袋外面，避免威胁性、紧张性或突发性的姿势，并调整自己的身体位置，平视患者的眼睛，这样可使患者感觉是平等的交流。但一定要与患者保持恰当距离。

4. 健康教育 在建立良好的护患关系的基础上，教会患者人际沟通和保持良好情绪状态的方法，鼓励患者以适当的方式表达和发泄情绪，如听音乐、参加体育活动等，以有效提高患者的自我控制能力，同时告知患者觉得无法自控时应如何求助。

5. 加强人员培训 加强护理工作人员培训，提高其工作技能及保护技能。精神科护士处于特殊的工作环境中，这就需要有保护自己的能力及对患者冲动行为做出及时干预的能力，避免遭受攻击，并使患者的暴力行为受到适当的控制。因此，应加强护士对暴力行为评估能力、建立良好护患关系能力、保护性约束等专科技能的培训。

（二）暴力行为发生时的处理

1. 控制局面 当患者有攻击他人或破坏物品等暴力行为时，立即呼叫其他医护人员，请求协助，以求迅速控制局面。尽量保护其他患者的安全，可由一位工作人员与患者沟通，语速缓慢、语气温和，以简单、清楚、直接的语言提醒患者暴力行为的后果，转移其注意力，必要时由患者信任的亲属或医护人员出面劝导。如果工作人员能控制局面，患者一般不会长时间地处于激动不安的状态。

2. 解除危险物品 尽快解除患者手中的危险物品。可以在尽量不伤害患者的前提下，多人迅速合作控制，解除危险物品。同时防止危险物伤害他人。

3. 保护性约束 当其他方法无效时可实施保护性约束。保护性约束的目的既是保护患者自身安全，也是保护他人安全。实施前要尽可能地与患者沟通，尤其不能将保护性约束变成惩罚性约束。约束期间也要注意避免其他患者对其实施报复伤害，同时注意观察四肢血液循环情况。

4. 药物治疗 可以与保护性约束同时使用。常用的药物有氟哌啶醇、地西泮等。

第3节 出走行为的防范与护理

出走行为是指精神障碍患者未经医院同意而擅自离开医院的行为。患者离院的行为可能会造成自伤、他伤，甚至无法挽回的严重后果。因此对出走行为的防范和护理非常重要。

一、护理评估

（一）出走的原因及危险因素的评估

1. 精神症状 导致患者出走行为的精神症状可能有：①患者自知力丧失，认为自己无精神障碍，觉得住院是被监视、被迫害、浪费钱，逃避就医出走；②有些患者出现严重抑郁状态，因医院防范严密，患者无法达到目的而寻找机会离开医院后实施自杀行为；③有些患者受被害妄想或幻觉等症状支配，认为住院是对其进行迫害，或在幻听支配下出走；④严重定向力障碍患者出走后往往找不到回家的路。

2. 医院管理 医护人员管理松懈让患者有机可乘；个别医护人员对患者态度差、无耐心，工作简单粗暴，使患者产生不满情绪而出走等。

3. 心理社会因素 主要体现在以下几个方面：①医院病房采取封闭式管理，使患者感到生活单调、枯燥，受约束和限制、不自由，不适应住院生活而想办法逃离医院；②住院使患者的信息阻断，一些病情好转的患者因思念亲人，想早日回家，或急于完成某项工作而出走；③患者对住院治疗感到恐惧，如害怕被约束，对电休克治疗有误解等。

（二）出走行为的征兆评估

下列几项可以帮助医护人员判断患者有无出走征兆。

1. 患者有过出走历史。

2. 患者否认自己有精神障碍。

3. 患者有明显的精神症状，如幻觉、妄想等。

4. 患者表现出对住院的反感，对治疗的恐惧，不适应住院环境。

5. 患者经常因思念亲人而急于回家。

6. 患者有寻找出走机会的表现。

7. 患者常在出口活动，非常关心工作人员的动向。

（三）出走的表现

1. 意识清晰的患者多采用隐蔽的方法，遇到机会立即出走。如主动帮助病房做一些力所能及的事情以取得工作人员的信任和好感，待工作人员放松警惕后趁机出走；患者常在病区进出的门前活动，窥探情况，在门口人员杂乱、工作人员没有防备时出走；有暴力行为者甚至会强行挤门、闯门而跑出医院；有些患者喜欢观察病房的各项设施，如不结实的门窗等，寻找可以出走的途径。患者出走前，可伴随焦虑、坐卧不安、失眠等表现。

2. 意识不清的患者，不知避讳，出走无目的，会旁若无人地从门口出走。

二、主要护理诊断/问题

有逃脱的危险：与自身疾病有关。

三、护 理 措 施

（一）出走的预防

1. 与患者建立良好的护患关系 护理人员要用真诚、接纳的态度对待患者，帮助其适应医院环境，配合治疗和护理。

2. 观察病情，及时处理 对企图出走、有过出走行为或不安心住院的患者做到心中有数，重点监护；适当限制其活动范围，安置在工作人员的视线范围内，10～15分钟巡视一次患者的活动情况，给予安慰和解释，尝试打消患者出走的想法。

3. 安全管理 认真执行病房安全管理制度，严格遵守交接班制度，遵守巡视制度，定时清点患者人数，随时锁好各门户，避免患者伺机出走。患者外出活动或做检查要专人陪护，禁止单独外出。保持病区内门窗完好无损，已损坏的要及时维修处理。加强对患者的安全检查，保证无危险物品，严格出入病房制度，及时关闭病房大门。

4. 丰富住院生活 为患者创造舒适的住院环境，开展多种多样的活动，充实患者的住院生活，转移其注意力。消除其紧张不安和避免单调枯燥的生活，使其能安心住院。

5. 家庭社会支持 加强与患者家属的沟通，协助患者建立社会支持系统，鼓励亲友来医院探视，减轻患者的孤独感。

（二）出走后的处理

当患者出走时，应镇定处置，立即报告病区领导并与患者家属联系，组织力量，积极配合，共同努力寻找。分析患者出走发生的原因及医院存在的薄弱环节，针对原因进行整改，避免类似事件再次发生。

第4节 噎食的防范与护理

噎食是指食物堵塞咽喉部或卡在食管的第一狭窄部，甚至误入气管，引起窒息。噎食窒息是一种十分紧急的情况，应立即处理。

一、护 理 评 估

（一）噎食的原因及危险因素评估

1. 精神障碍患者因服用抗精神病药物出现锥体外系不良反应，出现吞咽肌肉运动不协调，抑制吞咽反射，加之患者咀嚼无力、吞咽困难而造成噎食。

2. 帕金森病或脑神经损害患者，可因吞咽反射迟钝而发生噎食；癫痫患者进食时如抽搐发作可能造成噎食；躁狂发作、痴呆患者在进食时出现抢食或进食过快可能造成噎食。

3. 电休克治疗后患者在意识模糊状态下进食可引起噎食窒息。

（二）噎食的表现

噎食多突然发生，轻者表现为进食时出现呛咳、呼吸困难、面色青紫、两眼发直、手不由自主地呈"V"形紧贴颈部；重者意识丧失、全身瘫软、尿便失禁、呼吸和心跳停止，若抢救不及时，死亡率极高。

二、主要护理诊断/问题

1. 吞咽障碍 与药物不良反应、脑器质性疾病有关。

2. 有窒息的危险 与食物堵塞气管有关。

三、护理措施

（一）噎食的预防

1. 严密观察患者病情及抗精神病药物的不良反应，如锥体外系反应。对有严重锥体外系不良反应的患者，按医嘱给予拮抗药物（口服盐酸苯海索或肌内注射东莨菪碱）。

2. 加强饮食护理，对药物不良反应较重，且吞咽困难的患者，应给予流质或半流质饮食，必要时给予喂食或鼻饲。

3. 对抢食及暴饮暴食者，应使其单独进食，限量分次进食。

（二）噎食发生后的紧急处理

原则是就地抢救、分秒必争、畅通呼吸道、防止并发症、预防再次发生。

1. 一旦发生噎食，首先应清除口咽部食物，清理呼吸道。如果患者牙关紧闭，可用筷子或开口器撑开口腔，取出食物。

2. 如果清除口咽部食物后仍未缓解，护士应用力叩击患者后背，通过震颤作用，促进食物吐出。

3. 若取出食物后症状仍未缓解，应对患者立即实施海姆利希手法急救。

4. 海姆利希手法效果不佳者，应立即实施环甲膜穿刺，使患者仰卧，头后仰，颈部伸直，用一个粗针头在环状软骨上沿正中部位插入气管，使呼吸道暂时通畅。

5. 经上述处理后，呼吸困难可暂时缓解，如果气管内仍滞留食物，可请呼吸科医师会诊处理。

6. 取出食物后应立即遵医嘱采取相应措施防止发生吸入性肺炎。

7. 若患者心搏骤停，立即进行心肺复苏，同时给予对症抢救处理，专人持续监护，直到患者神志清醒。

医者仁心

尊重患者就是尊重我们自己——徐广明

自 1995 年从医以来，徐广明时刻牢记着职业赋予的神圣使命，始终关心关爱每一位患者，他总是以真诚的微笑减轻患者的思想顾虑，以亲切的关怀和问候拉近与患者的距离，以耐心细致的解答令患者和家属安心。他最常说的一句话就是"尊重患者就是尊重我们自己！如果说其他科室的医生是抢救生命，那么精神专科的医生就是在拯救灵魂、改变患者和家庭的命运"。他在诊治精神病患者的过程中，充满"爱心、细心、耐心和责任心"。他常说："作为精神科医生，除了要具备高超的医术、耐心冷静的性格，还必须有一颗强大的内心，必须理解患者，让他们有尊严、有地位地健康生活。"

自 测 题

A1/A2型题

1. 当精神障碍患者有攻击他人或破坏物品等暴力行为发生时，工作人员首要采取的措施是（　　）
   - A. 寻求帮助
   - B. 隔离
   - C. 约束
   - D. 解除武装
   - E. 控制局面

2. 患者，女性，35岁。自述在大学时代就已经有"精神问题"。她处于悲伤和忧郁状态时常说："给我一些东西让我平静地睡觉吧。"在入院交谈阶段，护士至少需要评估患者的（　　）
   - A. 生活状态
   - B. 应对机制
   - C. 自杀倾向
   - D. 支持系统
   - E. 身体状态

3. 王某，38岁，抑郁发作患者，正处于密切观察阶段。下面这些行为中最可能为自杀先兆的表现是（　　）
   - A. 持续在后半夜才能入睡
   - B. 有持续性疼痛，查不出器质性原因
   - C. 无缘无故地高兴起来
   - D. 只和照顾她的医务人员打交道，不理其他患者
   - E. 不愿与他人交谈

4. 下列哪项不是确保患者安全的措施（　　）
   - A. 防外逃
   - B. 防冲动
   - C. 防意外
   - D. 防感染
   - E. 防自杀

5. 刘某，68岁，6年前开始出现智力下降、记忆力衰退，常会丢三落四，外出迷路，下列哪项是防止他走失的最好措施（　　）
   - A. 限制其活动范围
   - B. 规定其出门时间
   - C. 注意保护患者，免受外界不良因素的影响
   - D. 安全管理
   - E. 出门时要尽量陪伴，并在衣着内做好标记

（马文华）

第5章

精神障碍的治疗与护理

第1节　精神药物治疗与护理

 案例 5-1

　　患者，女性，52岁，被诊断为"精神分裂症"，住院治疗，遵医嘱口服奥氮平 10mg，每日 2 次。一周后的某天早晨，患者起床时突然感到头晕、眼前发黑，倒在床边。护士立即赶到，见患者脸色苍白，为其测脉搏 98 次 / 分，血压 80/50mmHg（1mmHg=0.133kPa）。患者既往无躯体疾病史。

　　问题： 1. 患者可能发生了什么情况，如何紧急处理？

　　　　　　2. 如何做好患者的健康教育，预防类似情况再次发生？

一、精神药物治疗

　　精神药物治疗是指以精神药物为手段，调整紊乱的大脑神经病理学过程，达到控制精神病性症状，改善和矫正病理性思维、心境和行为等障碍，预防复发，促进患者社会适应能力并提高其生活质量的治疗方法。精神药物（psychotropic drug）以化学合成药物为主，大致可分为：①抗精神病药；②抗抑郁药；③心境稳定剂；④抗焦虑药。

（一）抗精神病药

　　抗精神病药（antipsychotic drug）主要用于治疗精神分裂症、躁狂发作和其他具有精神病性症状的精神障碍。

　　1. 分类　第一代抗精神病药又称经典、传统抗精神病药物，其主要药理作用为阻断中枢多巴胺 D_2 受体，包括低效价和高效价两类。低效价类以氯丙嗪为代表；高效价类以奋乃静和氟哌啶醇为代表。第二代抗精神病药又称非传统、非典型、新型抗精神病药物，按药理作用分为 5- 羟色胺和多巴胺受体拮抗剂（如利培酮、奥氮平、喹硫平、齐拉西酮等）、多受体作用药（如氯氮平）、选择性多巴胺 D_2/D_3 受体拮抗剂（如氨磺必利）、多巴胺受体部分激动剂（如阿立哌唑）。与第一代抗精神病药相比，第二代抗精神病药治疗阴性症状的疗效较好，较少产生锥体外系症状，还可以改善精神分裂症患者的认知障碍与抑郁症状。

　　2. 治疗作用　主要包括：①抗精神病作用，即抗幻觉、妄想（治疗阳性症状）；②激活作用（治疗阴性症状和认知缺陷）；③非特异性镇静作用（控制激越、兴奋、躁动或攻击行为）；④巩固疗效，预防疾病复发。

　　3. 适应证　抗精神病药主要用于治疗和预防精神分裂症的复发，控制躁狂发作，还可以用于其他伴有精神病性症状的各类精神障碍。

　　4. 禁忌证　严重的心血管疾病、急性肝炎、肾脏疾病、严重感染、血液病、造血功能不良、昏迷、抗精神病药物过敏等患者禁用。老年人、孕妇、儿童等应慎用。

　　5. 使用原则　药物的使用应结合患者情况，通常从小剂量开始逐渐加量。对于药物治疗依从性好的患者，以口服给药方式为主；对于治疗依从性差的患者，可以选择速溶片、口服液或注射针剂。对于首发的、缓慢起病的患者，维持治疗时间至少 5 年；急性发作、缓解迅速彻底的患者，维持治疗时间可以相应较短；而反复发作、经常波动或缓解不全的精神分裂症患者则建议终生服药。

6. 常用抗精神病药　常用抗精神病药物的适应证及剂量见表5-1。

药名	适应证	常用剂量（mg/d）
氯丙嗪	急、慢性精神分裂症及心境障碍的躁狂发作，尤其是精神运动性兴奋、行为离奇等	300～600
奋乃静	急、慢性精神分裂症	30～60
氟哌啶醇	精神分裂症，改善阳性症状	10～20
利培酮	急、慢性精神分裂症，改善阳性症状、阴性症状、情感症状和认知功能	2～6
帕利哌酮	精神分裂症	3～12
齐拉西酮	精神分裂症，改善阴性症状和情感症状略有优势	80～160
氯氮平	急、慢性精神分裂症，主要用于难治性精神分裂症	200～400
奥氮平	精神分裂症	5～20
喹硫平	各种类型精神分裂症，可改善阳性症状、阴性症状和认知功能	150～750
氨磺必利	精神分裂症	400～1200
阿立哌唑	精神分裂症，可改善阴性症状和精神运动迟滞	10～30

表5-1　常用抗精神病药物的适应证及剂量

7. 不良反应及处理措施

（1）锥体外系反应（extrapyramidal reaction）　是典型抗精神病药治疗最常见的不良反应，主要临床表现有四种：①急性肌张力障碍（acute dystonia），是最常见的锥体外系反应早期症状，表现为个别肌群突发的持续痉挛和异常的姿势，症状持续时间从数秒至数小时，多反复出现。可表现为挤眉弄眼、似做鬼脸，眼球向上凝视，说话困难和吞咽困难；颈部肌肉受累，可出现痉挛性斜颈，头向一侧扭转、颈部前倾或后仰；四肢与躯干扭转性痉挛，表现为全身扭转、脊柱前凸、后凸、侧弯、骨盆倾斜、角弓反张，呈现奇异姿势及步态，导致行走困难。处理措施：立即安抚患者，通知医生并遵医嘱给予肌内注射东莨菪碱0.3mg或异丙嗪25mg，即时缓解。②静坐不能（akathisia），多发生在服药后1～2周，发生率约为20%。轻者主观感受心神不宁，腿有不安宁感觉，不能静坐。症状明显时出现反复走动、烦躁不安、易激惹、恐惧。处理措施：安抚患者，通知医生并遵医嘱给予苯二氮䓬类药和β受体阻滞剂，如普萘洛尔等。③类帕金森病（Parkinson's disease）表现，最为常见。表现为静止性震颤，以上肢远端多见，如手部的节律性震颤呈"搓丸样"动作；其次还表现为肌张力增高，呈现"面具样脸"，走路呈"慌张步态"，严重者出现吞咽或构音困难、全身性肌强直，类似木僵。处理措施：遵医嘱给予抗胆碱能药物盐酸苯海索，使用抗精神病药时应注意缓慢加药或使用最低有效剂量。④迟发性运动障碍（tardive dyskinesia，TD）：主要为长期应用抗精神病药物后，出现异常不自主运动的综合征。表现为有节律或不规则、不自主的异常运动，以口、唇、舌、面部不自主运动最为突出，称为口-舌-颊三联征。处理措施：关键在于预防，使用最低有效剂量或换用锥体外系反应低的药物。抗胆碱能药物会促进和加重迟发性运动障碍，应避免使用。

（2）代谢内分泌的不良反应　抗精神病药可引起体重增加及糖脂代谢异常等代谢综合征的症状，以及催乳素升高、月经紊乱、性激素水平异常及性功能异常等。第二代抗精神病药比第一代抗精神病药更易引起代谢综合征。处理措施：预防为主，合理选择抗精神病药；定期监测体重、血糖和血脂水平，观察动态变化；体重增加较多者，调整饮食结构及生活方式；必要时遵医嘱减药或换药。

（3）心血管系统不良反应

1）体位性低血压：多发生在抗精神病药治疗初期，注射给药更易发生。使用氯丙嗪、氯氮平、奥氮平者容易出现。临床表现：患者突然改变体位，如起床过快、蹲位直立时，出现头晕、眼花、心率加快、面色苍白、血压下降，可引起晕厥、摔伤、休克。处理措施：①轻者应立即取平卧位或头低脚高位，松解领扣和裤带，稍时即可恢复；指导患者变换体位时（起床、下蹲）动作要缓慢。②严重反应者，立即取平卧位或头低脚高位，通知医生，遵医嘱使用去甲肾上腺素1～2mg，加入5%葡萄糖溶液200～500ml，静脉滴注。禁用肾上腺素，因为肾上腺素可使β受体兴奋，血管扩张，而加重低血压反应。

2）心电图改变和猝死：抗精神病药物可减慢心脏复极，从而引起心动过缓、Q-T间期延长甚至房室传导阻滞。因此，对于有Q-T间期延长、显著心动过缓、电解质紊乱的患者建议使用心血管风险低的药物，治疗中进行电解质和心电监护。

（4）过度镇静　多为首次使用镇静作用较强的药物，或剂量过大、服药次数过多而引起，老年患者更易出现。临床表现为思维、行为迟滞，乏力，嗜睡，注意力不易唤起，睡眠过多，活动减少。轻者可不予处理，随着治疗时间的延长，患者能够逐渐适应或耐受，重者则遵医嘱予以减药。

（5）胃肠道不良反应　多出现在服药初期，临床表现为口干、恶心、呕吐、食欲不振、上腹饱满、便秘和麻痹性肠梗阻。处理措施：鼓励便秘患者多饮水，多进食蔬菜水果，增加活动以促进肠蠕动，养成定时排便的习惯，必要时遵医嘱使用甘油灌肠剂或缓泻剂协助排便。不良反应严重者，遵医嘱减药或停药。

（6）尿潴留　具有抗胆碱能作用的药物能抑制膀胱逼尿肌的收缩，抑制尿道括约肌松弛，引起尿潴留。若联合应用具有抗胆碱能作用的药物则更易发生尿潴留。处理措施：①指导患者采取物理的方法诱导排尿；②遵医嘱新斯的明10～20mg口服，每日3次。若无效，可遵医嘱行导尿术。

（7）白细胞减少症　氯氮平发生率最高，治疗开始2个月内最易发生。在开始试用阶段，应遵医嘱每周检查一次血常规。①轻者：白细胞计数3×10^9～3.5×10^9/L，可遵医嘱继续药物治疗，每周2次血常规，注意预防感染，并适当给予升高白细胞的药物；②重者：白细胞计数小于3×10^9/L，应遵医嘱停药，每天监测血常规，预防感染，给予升高白细胞的药物。

（8）恶性综合征（malignant syndrome）　患者更换抗精神病药或加量过程中及合并用药时（如锂盐合并氟哌啶醇），以及肌内注射用药时，患者兴奋、拒食、营养状况欠佳等情况下更容易发生。恶性综合征的发生率虽然仅为1%左右，但死亡率高达20%以上。临床表现：①高热；②严重的锥体外系反应（肌肉强直、运动不能等）；③意识障碍；④自主神经功能紊乱（多汗、流涎、心动过速、血压不稳）；⑤急性肾衰竭；⑥循环衰竭。实验室检查可发现白细胞计数增高，谷丙转氨酶升高、肌酸激酶（CK）和肌红蛋白升高。处理措施：①遵医嘱立即停用抗精神病药；②遵医嘱给予支持治疗，调节水、电解质及酸碱平衡，给氧，保持呼吸道通畅，物理降温，保持适当体位，防止发生压力性损伤，预防感染，保证充足营养，必要时行人工辅助呼吸。

（二）抗抑郁药

抗抑郁药（antidepressant）是一类主要用于治疗各种抑郁障碍的药物，通常不会提高正常人的情绪。

1. 分类　根据化学结构及作用机制的不同，将抗抑郁药分为以下几类：①选择性5-羟色胺再摄取抑制剂（SSRIs）；②5-羟色胺和去甲肾上腺素再摄取抑制剂（SNRIs）；③去甲肾上腺素和多巴胺再摄取抑制剂（NDRIs）；④选择性去甲肾上腺素再摄取抑制剂（NARIs）；⑤5-羟色胺阻滞和再摄取抑制剂（SARIs）；⑥α_2肾上腺素受体阻滞剂或去甲肾上腺素能及特异性5-羟色胺能抗抑郁药（NaSSA）；⑦褪黑素受体激动剂；⑧三环类抗抑郁药（TCAs）；⑨单胺氧化酶抑制剂（MAOIs）。三环类抗抑郁药和单胺氧化酶抑制剂属传统抗抑郁药物，其他均归类为新型抗抑郁药。

2. 适应证　抑郁障碍，也常用于治疗广泛性焦虑障碍、惊恐障碍、恐惧障碍、强迫症、进食障碍及慢性疼痛等。三环类抗抑郁药由于耐受性和安全性问题，目前多为二线用药。

3. 禁忌证 新型抗抑郁药副作用小，无明显禁忌证。三环类抗抑郁药对于有严重心、肝、肾病，以及癫痫、急性闭角型青光眼，该药过敏者禁用；12岁以下儿童、孕妇、老年人、前列腺增生者慎用。

4. 使用原则 应从小剂量开始，在1～2周逐渐增加至最高有效剂量。当患者抑郁症状缓解后，应以有效治疗剂量继续巩固治疗4～6个月。维持治疗阶段，可视病情及不良反应的情况逐渐减少剂量。反复发作、病情不稳定者应长期维持用药。

5. 新型抗抑郁药 与传统药物相比疗效相当，但毒副作用小，使用安全。常用抗抑郁药物的适应证和常用剂量见表5-2。

表5-2 常用抗抑郁药物的适应证和常用剂量

分类	药名	适应证	常用剂量（mg/d）
选择性5-羟色胺再摄取抑制剂（SSRIs）	氟西汀	抑郁障碍、强迫症和神经性贪食症等	20～60
	帕罗西汀	伴焦虑的抑郁障碍和惊恐障碍	20～60
	舍曲林	抑郁障碍和强迫症	50～200
	氟伏沙明	抑郁障碍和强迫症	100～300
	西酞普兰	抑郁障碍或伴惊恐的抑郁障碍	20～60
	艾司西酞普兰	抑郁障碍或伴惊恐的抑郁障碍	10～20
5-羟色胺和去甲肾上腺素再摄取抑制剂（SNRIs）	文拉法辛	抑郁障碍、广泛性焦虑障碍、社交焦虑障碍和惊恐障碍	75～375
	度洛西汀	抑郁障碍、广泛性焦虑障碍、纤维肌痛、糖尿病性周围神经痛	60～120
	米那普仑	抑郁障碍和纤维肌痛	50～100
去甲肾上腺素和多巴胺再摄取抑制剂（NDRIs）	安非他酮	抑郁障碍和戒烟	300～450
选择性去甲肾上腺素再摄取抑制剂（NARIs）	瑞波西汀	成人抑郁障碍，尤其是选择性5-羟色胺再摄取抑制剂治疗无效者	8～12
5-羟色胺阻滞和再摄取抑制剂（SARIs）	曲唑酮	焦虑、激越、睡眠及性功能障碍的抑郁障碍	150～300
α₂肾上腺素受体阻滞剂	米安色林	抑郁障碍、焦虑障碍	30～90
	米氮平	抑郁障碍、焦虑障碍	15～45
褪黑素受体激动剂	阿戈美拉汀	抑郁障碍、伴睡眠障碍的抑郁障碍	25～50
三环类抗抑郁药（TCAs）	丙米嗪	抑郁障碍、焦虑障碍、惊恐障碍	100～300
	氯米帕明	抑郁障碍、焦虑障碍、惊恐障碍、强迫症	100～300
	阿米替林	抑郁障碍、焦虑障碍、惊恐障碍	100～300
	多塞平	抑郁障碍、焦虑障碍、惊恐障碍	100～300
	马普替林	抑郁障碍、焦虑障碍、惊恐障碍	100～225
单胺氧化酶抑制剂（MAOIs）	吗氯贝胺	抑郁障碍、焦虑障碍、惊恐障碍	300～600

6. 不良反应与处理

（1）新型抗抑郁药不良反应及处理　新型抗抑郁药不良反应主要包括恶心、口干、腹泻、便秘、食欲增加、体重增加、乏力、过度镇静、头晕、失眠、出汗、性功能障碍、排尿困难等，各种药物的不良反应各有侧重。因此，应根据个体选择用药，多数不良反应持续时间较短，呈一过性，可产生耐受；对于严重者应遵医嘱减药量或更换药物。

（2）传统抗抑郁药不良反应及处理　①中枢神经系统不良反应：三环类抗抑郁药可引起谵妄和癫痫发作，且与血药浓度密切相关。有条件的情况下，应常规血药浓度监测；②抗胆碱能反应：包括口干、便秘、视物模糊、尿潴留、肠麻痹等。处理措施：遵医嘱减少抗抑郁药物的剂量，必要时加拟胆碱能药对抗不良反应；③心血管不良反应：可引起体位性低血压、心动过速、心脏传导阻滞等。临床应用中应监测心电图，及时对症处理。

（三）心境稳定剂

心境稳定剂（mood stabilizer），既往称为抗躁狂药物，除抗躁狂作用外，对双相情感障碍尚有稳定病情和预防复发的作用，故又称情感稳定剂。主要临床用药有碳酸锂和卡马西平、丙戊酸盐、拉莫三嗪等。

1. 碳酸锂　其药理机制主要是抑制神经末梢去甲肾上腺素和多巴胺释放，促进神经细胞对突触间隙中去甲肾上腺素的再摄取，增加其转化和灭活，从而使去甲肾上腺素浓度降低，还可促进5-羟色胺合成和释放，有助于情绪稳定。

（1）适应证　①急性躁狂发作，但因碳酸锂起效慢，需要在治疗早期合并镇静作用较强的抗精神病药；②联合使用碳酸锂和抗抑郁药可治疗难治性抑郁障碍，同时还可以预防复发；③用于精神分裂症患者的情感症状、攻击行为。

（2）禁忌证　急慢性肾炎、肾功能不全、严重心血管疾病、重症肌无力、妊娠前3个月及缺钠或低盐饮食者禁用。

（3）应用原则　小剂量开始，逐渐增加剂量，饭后口服。由于锂盐的中毒剂量与治疗剂量很接近，故在使用中要密切观察药物不良反应，定期监测血锂浓度，以调整药量。急性期治疗最佳血锂浓度为0.6～1.2mmol/L，维持治疗量为0.4～0.8mmol/L，超过1.4mmol/L应警惕中毒反应。

（4）不良反应及处理措施

1）不良反应：与血锂浓度相关，锂在肾脏与钠竞争重吸收，缺钠或有肾脏疾病者易导致体内锂的蓄积而致中毒。一般发生在服药后1～2周，有的出现较晚。早期不良反应表现为无力、疲乏、嗜睡、手指震颤、厌食、上腹不适、恶心、呕吐、稀便、腹泻、多尿、口干等。中毒症状包括共济失调、肢体运动协调障碍、粗大震颤、抽动、言语不清和意识模糊，重者昏迷、死亡。

2）处理措施：①不良反应轻者，饭后口服可减少胃肠道不良反应；应鼓励患者多饮淡盐水以增加钠的摄入（锂离子与钠离子在近曲小管竞争重吸收，增加钠摄入可促进锂排出）；遵医嘱适量减药；密切监测血锂浓度和患者的不良反应。②一旦出现中毒反应需立即停用锂盐，遵医嘱给予大量生理盐水或高渗钠盐加速锂的排泄，或进行人工血液透析，密切监测生命体征和血锂浓度。

2. 丙戊酸盐　主要药物有丙戊酸钠和丙戊酸镁，用于治疗双相情感障碍的躁狂发作，特别是快速循环发作及混合性发作效果较好，对双相情感障碍有预防复发的作用。丙戊酸盐不良反应发生率较低，常见有恶心、呕吐、厌食、腹泻等，少数可出现嗜睡、震颤、共济失调、脱发等。偶见过敏性皮疹、异常出血或瘀斑、白细胞减少和中毒性肝损害。

3. 卡马西平　用于急性躁狂发作的治疗，适用于锂盐治疗无效、快速循环发作或混合性发作患者，效果较好。不良反应有视物模糊、眩晕、头痛、嗜睡、共济失调、口干、恶心、呕吐、腹痛和皮疹等。

（四）抗焦虑药

抗焦虑药（anxiolytics）是一类主要用于减轻焦虑、紧张、恐惧，稳定情绪，兼有镇静、催眠、抗惊厥作用的药物。苯二氮䓬类是目前使用最广泛的抗焦虑药。

1. 苯二氮䓬类

（1）分类　常用的苯二氮䓬类药物见表5-3。

表5-3 常用的苯二氮䓬类药物

药名	半衰期（小时）	适应证	常用剂量（mg/d）
地西泮	30～60	抗焦虑、催眠、抗癫痫、酒精替代	5～15
氯氮草	30～60	抗焦虑、催眠、抗癫痫、酒精替代	5～30
氟西泮	50～100	催眠	15～30
硝西泮	18～34	催眠、抗癫痫	5～10
氯硝西泮	20～40	抗癫痫、抗躁狂、催眠	2～8
阿普唑仑	6～20	抗焦虑、抗抑郁、催眠	0.8～2.4
艾司唑仑	10～24	抗焦虑、催眠、抗癫痫	2～6
劳拉西泮	10～20	抗焦虑、抗躁狂、催眠	1～6
奥沙西泮	6～24	抗焦虑、催眠	30～90
咪达唑仑	2～5	快速催眠、诱导麻醉	15～30

（2）适应证 常用于治疗焦虑与恐惧相关障碍、各种急性失眠及各种躯体疾病伴随出现的焦虑、紧张、失眠、自主神经功能紊乱等症状，也可用于各类伴有焦虑、紧张、恐惧、失眠的精神障碍及激越性抑郁、轻性抑郁的辅助治疗，还可用于癫痫治疗和酒精依赖戒断症状的替代治疗。

（3）禁忌证 老年人、肝肾衰竭者慎用，阻塞性呼吸疾病者、严重意识障碍者禁用。妊娠前3个月及哺乳期妇女避免使用。

（4）应用原则 小剂量开始，3～4天加到治疗量，急性期患者开始剂量可稍大。应根据患者的病情特点选择不同特性的药物，不提倡两种以上的药物同时使用。长期应用不能预防疾病的复发，且易导致依赖性，因此不宜长期用药，撤药应逐渐缓慢进行。

（5）不良反应及处理措施

1）常见的不良反应有嗜睡、头晕/眩晕、无力，剂量较大时可出现共济失调、吐词不清，严重时出现脱抑制表现，如失眠、出汗、心动过速、恐惧、紧张焦虑、攻击、激动等，甚至出现呼吸抑制、昏迷。长期使用者可引起记忆障碍，可产生依赖性，在突然停药时可产生不同程度的戒断症状，如焦虑、失眠、心动过速、血压升高、惊恐发作等。苯二氮䓬类药物对胎儿、婴儿有明显影响，以地西泮最明显。

2）处理措施：遵医嘱使用苯二氮䓬类药物，避免长期使用，如出现戒断症状及时就诊。

2. 非苯二氮䓬类 5-HT$_{1A}$受体部分激动剂，代表药物丁螺环酮和坦度螺酮。抗焦虑作用明确，通常剂量下没有明显的镇静、催眠、肌肉松弛作用，也无依赖性问题。主要适用于各种精神障碍所致的焦虑状态及躯体疾病伴发的焦虑状态，还可用于抑郁障碍的增效治疗。不良反应较少，耐受性好，但起效较慢，作用弱于苯二氮䓬类药物。

二、精神药物治疗的护理

（一）护理评估

1. 病情评估 ①既往及目前的病情表现、严重程度、持续的时间；②接受药物治疗情况；③共病和物质滥用情况。

2. 躯体状况评估 ①进食、营养状况；②睡眠状况；③排泄状况。

3. 药物依从性评估 ①对疾病的自知力；②对药物治疗的态度和信心；③既往或现在是否存在藏药想法或行为；④对药物不良反应有无担心或恐惧；⑤有无影响治疗依从性的精神症状，如被害妄想、命令性幻听、木僵等；⑥病耻感。

4. 药物不良反应评估　①既往用药不良反应；②对不良反应的耐受性及心理反应；③自我处理不良反应的经验；④本次用药发生不良反应的可能性。

5. 药物知识评估　①对药物治疗疾病和预防复发重要性的了解程度；②对所用药物作用和不良反应的了解程度；③对药物不良反应处理方法的知晓情况。

6. 社会支持评估　①医患关系；②患者的家属掌握精神药物知识的情况；③家庭成员对患者用药过程的关注和照护力度；④患者家庭的经济状况。

（二）主要护理诊断/问题

1. 不合作　与缺乏自知力，或不能耐受药物不良反应等因素有关。

2. 便秘　与药物不良反应、活动减少等因素有关。

3. 睡眠型态紊乱　与病情、药物不良反应、过度镇静等因素有关。

4. 有感染的危险　与药物不良反应所致的白细胞减少、过敏性皮炎等因素有关。

5. 有受伤的危险　与药物不良反应所致的步态不稳、共济失调、体位性低血压等有关。

6. 自我控制无效　与药物不良反应所致激越、焦虑、难以耐受药物不良反应等有关。

7. 知识缺乏　与缺乏疾病、药物和预防保健相关的知识有关。

（三）护理措施

1. 建立良好的护患关系，评估患者药物治疗不依从行为的原因。对于缺乏疾病自知力的患者，可选择口崩片药物剂型或注射针剂；对于药物不良反应所致的不依从行为，应指导患者和家属学会处理不良反应的方法，必要时建议医生更换药物。加强患者服药过程的监护，如服药环境的有序、安静，便于观察；服药时检查口腔以确保患者服下；服药后不要马上离开，便于观察等。

2. 精神药物治疗期间，患者发生便秘的比例较高。护士应每天关心患者的通便情况，指导患者调节饮食，如合理的膳食纤维，适量饮水，适当运动，腹部按摩等，必要时遵医嘱给予患者通便药物。

3. 有些患者在精神药物治疗时，出现过度嗜睡或失眠情况，可能与患者初次用药、药物用量过大、给药时间不合时宜有关。应为患者创造良好的睡眠环境，加强观察，向医生汇报调整给药时间或剂量，对于初次用药患者经过一段时间后会自行改善。

4. 掌握患者的用药种类和剂量，对使用容易造成血细胞减少的药物如氯氮平的患者应重点观察，每周监测血常规，每天监测体温。保持环境空气流通，注意保暖，合理营养，观察患者有无咽痛、头痛等症状，以便及时处理。

5. 对于年老体弱、初次用药，以及药物增量或联合用药、大剂量用药期间的患者，都应重点观察，指导患者和家属预防体位性低血压的方法，如在改变体位、起床时应动作缓慢，扶住身旁支撑物。对于情况比较严重者应及时报告医生处理。

6. 关心患者，密切观察患者的情绪变化，了解患者对服用药物的态度和对不良反应的承受度，尊重和理解患者的感受，及时满足其合理需求。指导患者调节焦虑和激越情绪的方法，如通过放松训练、倾诉、适当的娱乐活动以改善情绪。如患者出现攻击行为，应报告医生及时调整药物，必要时遵医嘱约束处理。

7. 结合患者的病情和接受能力，选择合适的方式进行健康教育，包括疾病的发病机制、病情表现及治疗用药过程；药物的作用及不良反应、应对措施；结合患者以往的治疗经历讲解疾病的转归、复发征兆的识别及巩固治疗的重要性，促使患者坚定长期用药的信心。

第2节 改良电休克疗法与护理

一、概　述

电休克疗法（electro-convulsive therapy）又称电痉挛疗法，是使用小量电流短暂刺激大脑，引起患者皮质广泛性脑电发放和全身痉挛，以达到控制精神症状的一种物理治疗方法。改良电休克疗法（modified electro-convulsive therapy，MECT）指治疗时先给患者静脉注射麻醉剂和肌肉松弛剂，从而使其在治疗过程中痉挛明显减轻或消失，避免骨折、关节脱位等并发症发生的方法，此法更为安全，易被患者和家属接受。

二、适应证与禁忌证

（一）适应证

严重抑郁，有强烈自伤、自杀企图及行为者，以及明显自责自罪者；极度兴奋、躁动、暴力伤人、毁物者；拒食、违拗和紧张性木僵者；精神药物治疗无效或对药物治疗不能耐受者；顽固性疼痛，如躯体化障碍、幻肢痛等。

（二）禁忌证

改良电休克治疗无绝对禁忌证。相对禁忌证包括：①颅内高压性疾病，如大脑占位性病变、颅内新近出血、颅脑新近损伤、脑组织炎症及其他增加颅内压的病变。其中脑肿瘤和脑动脉瘤尤应注意，因为在治疗中可以导致原有的高颅压骤然增加，易导致脑出血、脑组织损伤或脑疝形成；②严重的心血管疾病，如原发性高血压、高血压心脏病、主动脉瘤、严重的心律失常及心脏功能不稳定者；③严重的呼吸系统疾病，严重的肝、肾功能障碍，严重的营养不良等；④严重的青光眼和视网膜剥离疾病；⑤新近或未愈的大关节疾病等；⑥严重的消化性溃疡；⑦急性、全身性感染性疾病，中度以上发热；⑧正在服用含有利血平药物的患者；⑨对静脉诱导麻醉、肌松药物过敏；⑩存在全身麻醉危险因素。

三、治疗过程的护理

（一）治疗前护理

1. 环境及用物准备　①治疗区域分为候诊区、治疗区和复苏区三部分，环境应整洁、安静。②各种用物、急救药品和器械，如改良电休克治疗机、氧气罩、人工呼吸机或简易呼吸器、多功能监护仪（含心电图、血压、呼吸等方面的监护功能）都处于备用状态。

2. 患者准备　①向患者介绍改良电休克疗法的目的和过程，治疗用药及治疗后可能出现的不适，做好心理护理，减轻患者顾虑。②首次治疗前须做好血常规、生化常规（肝肾功能、电解质、胆碱酯酶、血糖）、心电图检查、胸部CT或X线胸片检查。③治疗前6小时禁食、2小时禁水。④遵医嘱停用抗癫痫药和抗焦虑药。⑤测量生命体征，若体温≥37.3℃，脉搏≥130次/分或≤50次/分、收缩压＞160mmHg或＜90mmHg、舒张压＞90mmHg或＜50mmHg，应报告医师确定是否继续暂停当日治疗。首次治疗患者需测量体重。⑥治疗前取下眼镜（包括角膜接触镜）、发夹及可摘义齿，妥善保管；嘱患者排空大、小便。⑦与改良电休克疗法室护士做好患者身份核查，护理要点等交接。

（二）治疗中护理

1. 做好患者心理安抚，再次进行身份核查，并测量生命体征。

2. 开放静脉通道，监测血氧饱和度、心电图、脑电图等。

3. 遵医嘱静脉给药，协助医师做好诱导麻醉。

4. 及时做好机械通气和牙垫置入，密切观察患者心率、血压及血氧饱和度的变化。

5. 患者痉挛结束时，应及时取出牙垫，清理气道，保持呼吸道通畅，继续给氧直至患者自主呼吸恢复、呼吸均匀、睫毛反射恢复、血氧饱和度平稳。

6. 待患者自主呼吸恢复，生命体征平稳后，在复苏区继续观察2小时。

（三）治疗后护理

1. 治疗后经过2小时的观察，患者生命体征平稳，意识清醒后方可由护士或家属（门诊患者）接回，做好交接。

2. 待患者完全清醒后可饮水，无呛咳后，再给予流质或半流质饮食，避免吃黏性大或蛋糕等固体食物，以防噎食。

3. 观察患者治疗后的不良反应，有无头痛、呕吐、背部及四肢疼痛、记忆障碍等，一般无须特殊处理，头疼剧烈的患者遵医嘱给予止痛药物，安抚患者，告知治疗结束后记忆障碍会逐渐恢复。

 链接　重复经颅磁刺激治疗

　　经颅磁刺激（transcranial magnetic stimulation，TMS）是一种非侵入性的脑刺激，由磁场产生诱发电流，引起脑皮质靶点神经元去极化。重复经颅磁刺激（rTMS）是经颅磁刺激的一种常见模式。临床上可根据治疗的疾病种类及患者的个体差异等因素组合成多种不同的刺激模式，可用于抑郁障碍、躁狂发作、焦虑障碍、创伤后应激障碍、精神分裂症等的辅助治疗方法。不良反应较少，偶有头痛、听觉影响、诱发癫痫。

第3节　其他治疗与护理

一、心理治疗与护理

（一）心理治疗概述

1. 心理治疗　是一种以助人、治病为目的，由专业人员实施的人际互动过程。医生、心理治疗师利用精神医学及心理学原理，通过言语、表情、举止行为及特意安排的情境，积极影响"来访者"，以帮助他们采取正确的应对方式解决学习、工作、生活等方面的心理问题，更好地适应内外环境变化，保持心理和生理健康及良好的社会适应力。

 链接　心理治疗与心理咨询的关系

　　心理治疗与心理咨询既相互联系又相互区别。两者的相似之处：① 采用的理论和方法是一致的。② 工作对象通常是相似的。③ 都强调帮助来访者成长和改变。④ 都注重与来访者之间建立良好的人际关系。两者的区别：① 心理咨询的对象主要是正常人，而心理治疗的对象是心理障碍者。② 心理咨询着重处理正常人所遇到的各种具体问题，如人际关系等；而心理治疗主要处理心理行为障碍和心身疾病等，且注重人格的成长。③ 心理咨询一般用时较短，而心理治疗用时较长，且有连续性。

2. 心理治疗的形式

（1）个别心理治疗　一对一的心理治疗是最常见的心理治疗形式。

（2）集体心理治疗　以有近似心理问题或对某一疗法有共同适应证的多位患者为团体进行治疗的方法。

（3）家庭心理治疗 是以家庭为单位进行心理治疗的方法。

3. 心理治疗的基本原则

（1）帮助求助者自立原则 治疗师应避免扮演求助者人生导师的角色，不能替患者做任何决定。

（2）客观中立原则 心理治疗过程中要保持客观中立，避免将自己的世界观、价值观带入心理治疗工作中。

（3）尊重求助者的原则 治疗师应尊重每一位求助者作为人的权利和尊严，以真实、真诚的态度帮助求助者。

（4）保密和保密例外原则 尊重求助者个人隐私权，始终严格遵守保密原则。保密例外原则指在心理治疗过程中，一旦发现求助者有危害自身或他人安全的情况，必须立即采取措施防止意外事件发生，必要时应通知其亲属或向有关部门报告，但应将有关保密信息的暴露程度控制在最小范围。

（5）时间限定原则 心理治疗过程中必须遵守时间规定，不随意延长或更改治疗时间。

（6）关系限定原则 治疗师在心理治疗过程中应按照本专业道德规范与求助者建立良好的治疗关系，不得与求助者发展心理治疗工作以外的关系。

（二）心理治疗的常用技术

心理治疗技术是指为了实现心理治疗目标而使用的具体方法和程序。

1. 支持性心理治疗技术 包括倾听技术、提问技术、鼓励技术、面质技术、解释技术。

2. 认知重建技术 是识别患者的非理性信念如非黑即白、灾难化思维和情绪推理等，并加以纠正，从而帮助其更好地适应环境变化，正确应对各种生活事件。

3. 处理躯体不适和情绪障碍的技术 常用的有放松训练、冥想、正念疗法、系统脱敏治疗等。

二、康复治疗与护理

精神障碍患者的康复治疗是指运用一切可采取的手段，尽力纠正患者的病态表现，最大限度地恢复其适应社会生活的精神功能。目的是提高患者适应社会的能力，改善其职业功能水平，提高生活质量。

（一）康复治疗的程序

1. 全面评估患者 评估内容包括性别、年龄、知识水平、宗教信仰、患者对疾病康复及未来生活的态度和希望等；精神症状；社会功能；躯体疾病；评估患者的优势和特长。

2. 制订与实施康复计划 康复计划包括所要达到的目标、具体实施的康复类型及方法、每次康复训练的时间、训练的频率、训练场地和道具要求、负责训练人员的要求等。在康复计划的实施过程中应及时观察患者的参与度，了解患者的康复训练感受，以便及时对康复计划做出调整。

3. 康复疗效评价 康复疗效的观察是一个动态连续的过程。可以通过上述评估工具定期对患者的康复训练效果进行评价，根据评价的结果确定新的康复目标，制订新的康复计划。

（二）常见精神康复项目与护理

1. 独立生活技能训练 这类训练主要是针对病程较长的慢性衰退患者。护士设计实际的生活技能训练内容，合理安排患者一天的活动，督促、指导患者完成各种活动，并根据完成的情况给予一定的言语或物质强化。

2. 文体娱乐活动训练 根据患者的个性爱好选择具体内容，如歌咏、舞蹈、书画、乐器演奏、体操、球类比赛、音乐欣赏等活动。文体娱乐活动能唤起患者的愉悦心情和满足感，对缓解病情和促进康复非常有利。

3. 社会技能训练

（1）人际交往技能训练 目的在于帮助患者如同正常人那样在社会群体中交往生活。

（2）社会角色技能训练　可设计一个情景，与实现角色功能需要解决的问题有关，让患者在扮演角色中模拟学习，其间护士应给予患者一些人际关系技巧示范，及时给予表扬和鼓励。

（3）认知功能训练　帮助患者改善学习技能，提高学习能力，常采用记忆力训练、定向力训练、计算力训练、思维综合能力训练、益智类活动训练、手工作业训练等。

（4）职业技能康复训练　主要包括简单作业训练、工艺制作训练，如编织、绘画、书法、摄影、园艺种植等，又称为工艺疗法。

（5）职业模拟训练　可依据患者发病前的工作能力选择训练项目，如超市收银员、酒吧服务员、洗车行职员等。在训练过程中帮助其调整职业心态，适应规律的职业生活。

三、社区康复与家庭护理

（一）精神障碍患者的社区康复

1. 概述　精神障碍患者的社区康复是指联合和协同应用医学方法及社会干预、教育和职业训练等方法，消除患者精神症状，使其缺损的社会功能得以恢复，从而在社区生活中能获得平等服务的机会。社区康复的目的是，通过早期识别患者并及时充分治疗，预防精神残疾；对已出现精神残疾的患者设法逐步恢复能力，减轻其精神残疾程度；通过康复训练最大限度地恢复其社会适应能力。

2. 社区康复护理的基本内容

（1）普查社区内精神障碍患者的基本情况　包括精神障碍患者的一般资料、残疾史、康复需求、家庭支持及在社区中分布情况。

（2）指导和实施各种康复训练　指导和组织社区精神障碍患者进行康复训练，如生活自理能力训练、社会交往技能训练、学习行为训练、职业技能训练、文娱活动训练等。

（3）心理支持　通过个别和团体形式对社区精神障碍患者开展心理咨询和心理治疗，鼓励患者，使其树立战胜疾病的信心，改善心理状况。

（4）开展家庭康复　通过对患者及其家庭情况评估，与家属共同制订和实施康复计划。帮助家属认识患者目前存在的问题，并提出解决问题的方法，在家庭中为患者康复创造良好的条件。

（5）用药指导　针对不同患者采取不同方法，使其加强坚持服药重要性的认识，学会观察用药的不良反应和处理方法。

（二）精神障碍患者的家庭护理

家庭是患者支持系统最主要的来源之一，稳定和睦的家庭气氛是患者康复的基础。因此，照料者的心理状况、护理技能对患者的康复起着至关重要的作用。

1. 患者和家庭评估

（1）患者评估　包括一般资料与健康史、生理功能、心理功能、社会功能等。

（2）家庭的评估　包括家庭结构、家庭功能、家庭环境等。

2. 护理措施

（1）居室布置　患者的居室布置要力求安全、安静、简洁、舒适。室内光线柔和，不放可能造成自伤或伤人的危险品，诸如热水瓶、钳子、绳索、刀剪、铁锤等。

（2）日常生活护理　患者的饮食、睡眠有规律，尽可能鼓励患者自理个人卫生。

（3）安全防范　患者行为受精神症状影响，应注意观察其情绪和行为变化，及时识别处置。精神障碍患者常见的意外事件有暴力伤人、服毒、自杀自伤、吞食异物等。

（4）用药护理　药物维持治疗是预防疾病复发的主要措施之一。应指导家属有关药物治疗的知识，如药物的药效与不良反应的识别与处理、药物治疗的必要性、药物治疗的疗程等，遇到不能处理的情况可及时求助的途径和方法。

（5）心理护理　由于患者自身对疾病缺乏认识及社会对疾病的偏见，不少患者会感到很大的心理压力，甚至无法面对现实。因此，医护人员应指导家属掌握一些基本的心理疏导方法，培养一些患者感兴趣的业余爱好；鼓励患者参加社交活动等，使其逐步克服心理恐惧。

（6）观察病情　是家庭监护的重要内容，通过以下方面的观察有助于正确判断病情的复发征兆：①患者对疾病的认识情况，如突然否认自己有病；②睡眠情况，如患者一改往日习惯，睡眠过多或过少，或睡眠节律颠倒；③情绪状况，如患者变得比平日烦躁、焦虑、好发脾气，或表现紧张不安；④生活、工作、学习情况，如由原来的主动变得被动，做事有始无终、效率下降、懒散、独处、不讲个人卫生，不守纪律、疏远亲人、社交兴趣减少；⑤精神症状、躯体不适复现，如患者诉说头晕、头痛、注意力不能集中、记忆力减退或其他躯体不适。当患者出现以上情况时，家属应及时了解有无外界原因并去医院就诊。

自 测 题

A1/A2型题

1. 以下属于传统抗精神病药的是（　　）
   A. 氟哌啶醇　　B. 奥氮平　　　C. 齐拉西酮
   D. 利培酮　　E. 喹硫平

2. 首发、缓慢起病的精神分裂症患者，药物维持期治疗时间一般为（　　）
   A. 3～6个月　　B. 6～12个月　　C. 1～2年
   D. 2～4年　　E. 5～6年

3. 锥体外系不良反应可能出现的表现是（　　）
   A. 头晕　　B. 心动过缓　　C. 过度镇静
   D. 肌张力降低
   E. 迟发性运动障碍

4. 使用锂盐发生中毒反应后首要的治疗措施是（　　）
   A. 卧床休息　　　　　B. 给予葡萄糖
   C. 使用抗胆碱药物
   D. 停止锂盐摄入，口服盐水
   E. 多喝纯净水

5. 下列哪个不是改良电休克疗法常见的不良反应（　　）
   A. 头痛　　B. 呕吐　　C. 腹泻
   D. 肌肉痛　　E. 记忆障碍

6. 以下哪个不是改良电休克疗法前的患者准备工作
   （　　）
   A. 清洗头发　　　　　B. 剪短头发

C. 禁食　　　　　　D. 排空小便
   E. 取下义齿

7. 心理治疗的基本原则除下列哪项（　　）
   A. 帮助患者自立的原则　　B. 尊重患者的原则
   C. 时间自由原则　　　　D. 关系限定原则
   E. 客观中立原则

8. 精神康复的项目除以下哪项（　　）
   A. 人际交往技能训练　　B. 认知功能训练
   C. 独立生活技能训练　　D. 肢体功能训练
   E. 文体娱乐活动训练

9. 患者，女性，38岁，抑郁障碍恢复期，目前每周进行心理治疗，此次治疗的主要内容是纠正患者非黑即白的非理性思维方式，这种治疗技术属于（　　）
   A. 解释技术　　　　　B. 面质技术
   C. 认知重建技术　　　D. 放松训练
   E. 系统脱敏治疗

10. 患者，女性，46岁，最近因与邻居争吵后出现焦虑、紧张、入睡困难等问题，故来院就诊，医生给予服用抗焦虑药，护士告知患者常见不良反应，以下哪条是错误的（　　）
    A. 白细胞减少　　　　B. 乏力
    C. 口干　　　　　　D. 视物模糊
    E. 心悸

（施忠英）

第6章
神经认知障碍及相关疾病患者的护理

第1节 概 述

一、基 本 概 念

神经认知障碍（neurocognitive disorder，NCD）是一组获得性的，以谵妄、痴呆、遗忘等认知缺陷为主要临床表现的综合征，具有相对明确的病理与病理生理机制，涉及多种脑部和躯体疾病。

二、常见的临床综合征

（一）谵妄

1. 概念与流行病学 谵妄是由多种原因导致的急性脑病综合征，为一种意识异常状态，认知功能普遍受损，尤其是注意力和定向力受损，通常伴有知觉、思维、记忆、精神运动、情绪和睡眠-觉醒周期的功能紊乱。谵妄的流行病学研究因不同人群、不同疾病和疾病不同阶段，以及诊断评估方法不同，结果差异很大。谵妄可发生于任何年龄，但多见于老年人群，尤其是伴有严重躯体疾病的患者。老年人、患有痴呆或躯体疾病的患者预后较差。谵妄可能带来较高的病死率，住院时间延长，医疗消耗增加，以及更加持续严重的认知功能损害。

2. 病因 导致谵妄的原因很多，可分为易感因素和诱因。易感因素包括高龄、认知功能损害、严重躯体疾病或脏器功能失代偿、视听障碍、营养不良、水电解质失衡、药物/酒精依赖等，痴呆患者更易合并出现谵妄。诱因包括手术、麻醉、外伤、严重生活事件、疲劳、睡眠不足、酒药戒断等。

3. 临床表现 谵妄的临床特点是起病急，属于认知障碍。核心症状是注意障碍和意识障碍，表现为广泛的认知过程受损，并可伴有复杂多变的异常精神行为症状。

（1）注意障碍 难以保持注意力，容易转移或难以集中。

（2）意识障碍 主要以意识清晰度下降或觉醒水平降低为主，也是谵妄的核心症状，通常夜间较重。

（3）定向障碍 对时间和地点的障碍明显。

（4）记忆障碍 短期记忆和长期记忆均受损，谵妄恢复后，往往对整个过程失去记忆，但为一过性。

（5）错觉或幻觉 可以是视觉和听觉，以视觉多见；常为恐怖性，形象生动。

（6）语言和思维障碍 言语散漫，片段妄想。

（7）情感障碍 常表现为焦虑、惊恐、愤怒、情感淡漠和欣快。

（二）痴呆

1. 概念与流行病学 痴呆（重度认知功能障碍）是由于脑部器质性病损而引起的继发性智力减退，指较严重的、持续的认知障碍。临床上以缓慢出现的全面智力减退为主要特征，往往伴有不同程度的人格改变，但一般不伴有意识障碍。因起病缓慢，病程较长，又称为慢性脑病综合征。痴呆主要在老年人群中常见，患病率随着年龄的增长而升高。

2. 病因 引起痴呆的病因很多，临床上最为常见的是神经系统退化性疾病，如阿尔茨海默病；脑血管病变，如血管性痴呆；颅内占位性病变，如脑部肿瘤；颅内感染，如各种脑炎。

3. 临床表现

（1）认知功能减退 痴呆起病多缓慢、隐匿。记忆减退是最常见、最典型的症状。首先出现近记忆障碍，患者很难记住最近发生的事情，如放下的物品会瞬间忘记，忘记钱包、手机、钥匙等物品放置的地点，并且学习新事物的能力明显减退。随着病情的不断发展，远记忆也会出现损害，严重的患者常以虚构的形式来弥补记忆方面的空白。

（2）语言障碍 在痴呆初期，患者的语言表达能力仍然正常，但是随着病情不断发展，患者用词逐渐困难。语言出现刻板、重复，甚至出现无意义的发声。

（3）精神和行为异常 部分患者可出现幻觉，一般以幻听多见，也可出现妄想，如被害妄想和嫉妒妄想；患者还可出现人格改变及个人行为的异常，如患者变得不修边幅、无端猜忌等。

（4）情感障碍 包括抑郁、焦虑、易发怒、情绪不稳定等。当患者对当前出现的问题不能做出响应或者工作不能完成时，可能出现突然放声大哭或愤怒的反应，即灾难反应。

（5）社会功能受损 患者的社会功能受损的程度与患者认知功能缺损程度有密不可分的关系。在痴呆早期，由于认知功能完好，患者的日常生活能力一般没有明显的损害，但其工作效率会有不同程度的降低。随着疾病的进展，患者的社会功能缺损明显，晚期生活不能自理，甚至连穿衣、进食、如厕等生活基本技能都要他人的协助才能完成。

（三）遗忘综合征

遗忘综合征是由脑器质性病变所导致的一种选择性或局灶性认知功能障碍，是以近记忆障碍为主要特征或唯一临床表现的综合征，患者为了弥补记忆的缺陷，常产生错构和虚构现象。患者意识清晰，其他认知功能保持良好，见于维生素B_1缺乏病、大脑后动脉梗死、单纯疱疹病毒性脑炎、脑外伤等。

第2节 脑部疾病所致神经认知障碍患者的护理

案例 6-1

患者，男性，73岁。家属代诉患者于8个月前无明显诱因开始出现记忆力减退，以近记忆力减退为主，表现为刚说过的话、刚做过的事不能回忆，或者原本打算去做的事情不能想起，在家人提示后可想起，并经常和家人说起过去的事情，患者家属未予重视，未系统诊治。后患者上述症状逐渐加重，近2个月尤为明显，表现为时常寻找现金及银行卡，经常去银行取钱等，注意力有所下降，理解力无明显异常，同时伴有性格改变。兴趣减退，以前爱看新闻和军事节目，现在不感兴趣。门诊以"痴呆？"收入院。入院体检：记忆力、计算力、判断力、定向力下降，理解力尚可。诊断：认知功能障碍原因待查，阿尔茨海默病。

问题：1. 请说出患者的主要护理诊断。

2. 对患者采取的护理措施有哪些？

一、概 述

脑部疾病所致神经认知障碍是指一组包括各种病因如中枢神经系统退化变性疾病、颅内感染、脑血管病变、颅脑外伤、中毒性脑病等因素直接损害脑组织所导致的精神障碍。其特点是脑部明确存在确切的病理生理和组织结构方面的变化，并且这些变化与精神异常有明确的因果关系。

（一）阿尔茨海默病

1. 概念和流行病学 阿尔茨海默病（Alzheimer's disease，AD）是一种起病潜隐、呈进行性发展的神经退行性疾病，临床特征主要为认知障碍、精神行为异常和社会生活功能减退。一般在65岁以前发病为早发型，65岁以后发病为晚发型，有家族发病倾向被称为家族性阿尔茨海默病，无家族发病倾向被称为散发性阿尔茨海默病。据阿尔茨海默病国际组织2021年报告发现，目前全球约有4100万痴呆病例未得到诊断，其中阿尔茨海默病是最常见的类型。

2. 病因及发病机制

（1）遗传因素　约5%的患者有明确的家族史，患者一级亲属中阿尔茨海默病的发病率是一般人群的4.3倍。近年发现，三种早发型家族性常染色体显性遗传的阿尔茨海默病致病基因分别位于21号染色体、14号染色体和1号染色体，包括21号染色体上的 *APP* 基因、14号染色体上的早老素1基因（*presinilin1*，*PS1*）及1号染色体上的早老素2基因（*presinilin2*，*PS2*）。

（2）β-淀粉样蛋白（β-amyloid，Aβ）代谢异常　目前认为Aβ的生成和清除失衡是神经元变性和痴呆发生的始动因素，可诱导tau蛋白过度磷酸化、炎症反应、神经元死亡等一系列病理过程。

（3）神经递质障碍　阿尔茨海默病患者大脑中存在广泛的神经递质异常，包括乙酰胆碱、单胺、氨基酸类及神经肽等。这些递质对学习和记忆等认知功能有重要的作用。其中比较明显的是乙酰胆碱，随着疾病的进展，阿尔茨海默病患者脑内乙酰胆碱水平迅速下降，而乙酰胆碱的缺乏与认知功能障碍密切相关，这也是目前阿尔茨海默病治疗获得有限疗效的重要基础。

（二）血管性神经认知障碍

1. 概念和流行病学　血管性神经认知障碍（vascular neurocognitive disorder）是指由于脑血管病变（脑梗死、脑出血、脑静脉病变等）导致的神经认知障碍，分为轻度血管性神经认知障碍和重度血管性神经认知障碍，其中重度血管性神经认知障碍又被称为血管性痴呆（vascular dementia，VD），本节主要介绍血管性痴呆。血管性痴呆也是一种常见的痴呆，患病率仅次于阿尔茨海默病。发病与年龄有关，男性多于女性。

2. 病因　导致血管性痴呆的危险因素尚不清楚，但通常认为与卒中的危险因素类似，如高血压、冠状动脉疾病、心房颤动、糖尿病、高血脂、吸烟、高龄、既往卒中史等。

链接　脑血管病相关的人格行为异常

脑血管病患者人格行为异常表现多样，包括情绪低落、缺乏愉快感、兴趣减退、不安、情绪不稳、易激惹等抑郁焦虑表现，淡漠、无主动性、犹豫不决等意志活动缺失表现，或者激越、强哭强笑、重复、冲动等人格改变。老年患者更容易出现社会退缩、活动少、反应迟钝、易动感情、对康复训练缺乏兴趣、对疾病消极观念多、治疗依从性差甚至拒绝治疗，导致疾病反复发作或经久不愈。

二、护理评估

（一）健康史

评估患者的现病史，如是否有脑血管病变、颅内感染、脑外伤、脑肿瘤、癫痫、脑寄生虫病等病史；熟悉原发疾病的进展情况及精神障碍的伴发情况；熟悉患者的生长发育史；评估家族中是否有其他精神障碍患者。

（二）精神状况

1. 阿尔茨海默病　起病隐匿，主要表现为持续性、不可逆的智力衰退。通常可把病程分为以下三期。

（1）早期　患者症状轻微，典型临床表现是记忆障碍，以近记忆受损为主，也可伴有相对较轻的远记忆障碍。因患者社会功能尚可，记忆障碍常易被忽略。

（2）中期　患者认知障碍加重，表现为掌握运用新知识及社交能力下降。严重时出现定向力障碍，一般先出现时间定向障碍再出现空间定向障碍。此期患者，已需家人进行日常监护，并有语言功能障碍（如言语不畅、理解及复述能力差）；患者亦会出现不同程度的失用（如穿衣、吃饭、抄几何数字等感到困难）。患者渐对简单的计算也感吃力。一些患者会出现较显著的幻觉和妄想，幻觉中以幻视较多见，妄想以被窃妄想和嫉妒妄想多见。

（3）晚期　患者判断力、认知力几乎消失殆尽，幻觉和妄想亦更显著。行为越发难以被理解。自我约束能力的丧失还会使患者显得好斗，或完全处于远离社会状态。患者自理能力和社会功能极差。

在病程早、中期，神经系统查体一般无阳性体征，但部分患者可出现病理征。到病程晚期，则逐渐出现锥体系和锥体外系体征，如肌张力增高、运动徐缓、拖曳步态、姿势异常等，最终可呈强直性或屈曲性四肢瘫痪，并可出现原始反射如强握反射、吸吮反射等。

2. 血管性痴呆　与阿尔茨海默病比较，血管性痴呆的起病相对较急，病程可呈阶梯式恶化且波动较大。血管性痴呆常出现夜间精神异常，少数患者可出现人格改变，可伴发抑郁、情绪不稳和情感失控等症状。患者有卒中或短暂性脑缺血发作的病史，有局灶性神经系统症状和体征。血管性痴呆的认知功能缺损通常较局限，记忆缺损不显著。CT及MRI可见多发性梗死灶。

（三）心理-社会状况

评估患者的个性特征、兴趣爱好、生活方式、学习、工作、社交能力，对自身患病的态度，病前有无发生严重的生活事件，患者的反应如何；评估患者家属对疾病的认识程度和对患者的关心支持程度等。

三、治 疗 要 点

（一）阿尔茨海默病

目前尚无法逆转或阻止阿尔茨海默病的病情进展，但早期在支持、对症治疗策略基础上进行针对病因的干预治疗，可延缓患者日常生活质量减退。治疗方式主要包括心理治疗和药物治疗。心理治疗的目的是尽可能地保持患者的认知和社会生活功能，保证患者的安全，减缓其精神衰退。一般患者不需要服用抗精神病药，有行为和精神症状的患者应给予必要的对症药物治疗，可短时间、小剂量使用抗精神病药控制幻觉、妄想，但需注意不良反应，当症状改善后，宜及时停药。改善认知功能的药物目前临床证实疗效比较好的药物主要有多奈哌齐、美金刚，目的在于改善认知功能和延缓变性过程。

（二）血管性痴呆

根据患者脑卒中发生的类型采取针对性扩容、抗凝、溶栓、止血、降颅内压、手术等治疗。鼓励患者早期进行神经功能的康复。积极治疗基础疾病，预防血管疾病的再次发生。

四、主要护理诊断/问题

1. 营养失调：低于机体需要量　与生活自理能力差有关。

2. 睡眠型态紊乱　与入睡困难、睡眠规律颠倒等有关。

3. 有对他人/自己实施暴力的危险　与幻觉、错觉、妄想有关。

4. 言语沟通障碍　与认知能力受损、理解能力的丧失、痴呆、意识障碍有关。

5. 躯体移动障碍　与认知能力丧失、痴呆有关。

6. 记忆受损　与急性或慢性脑部功能障碍有关。

五、护 理 措 施

（一）基础护理

1. 生活护理　对意识障碍、病情较重，生活不能自理的患者，护理人员应保证患者的清洁、舒适，帮助患者整理好日常个人卫生，保持床单位清洁、整齐、干燥，防止压疮，根据天气变化及时给患者增减衣物、被服，防止受凉，预防患者继发感染。

2. 饮食护理　结合原发疾病的情况，为患者提供易消化、营养丰富的饮食。同时注意水分的摄入。生活自理能力差的患者，护理人员应耐心地喂饭。对意识障碍或吞咽困难的患者不要强行喂食，防止发生吸入性肺炎或噎食，可给予鼻饲饮食或静脉输液补充营养。

3. 睡眠护理　要为患者创造一个安静、舒适的睡眠环境，减少或去除影响睡眠的诱发因素。护理人员还要帮助患者做好入睡前的准备，如洗漱干净、热水泡脚、关闭亮灯等。对表现为睡眠规律颠倒的患者，白天应尽量让患者多活动，少卧床。

（二）安全护理

1. 环境安全　建立舒适安全的病房环境，病房布置要体现对患者适当的感觉刺激，室内采光柔和，墙壁可以设置为浅色，病房地面应防滑，走廊安装扶手，减少障碍物及杂物，家具应简洁、布局方便，提供患者一定的活动空间，预防跌倒、骨折、外伤等，病房无危险物品，电源不能外露，电器不能让患者自行操作，以确保患者安全，使其获得安全感和归属感。

2. 床位安置　患者对环境改变适应力差，作息应规律，减少刺激。长期卧床的患者加床档，以避免坠床。

3. 专人陪护　患者外出时须有人陪伴，给患者佩戴身份识别卡（姓名、地址、联系人、电话等），方便走失时寻找。

（三）症状护理

1. 增加定向感　帮助患者确认周围环境，介绍病房环境、工作人员等。患者居住的病房、洗漱间、卫生间要配置大而明显的标记，病房装有显示日历的挂钟，提示患者日期和时间。不随意变换病房物品及陈设，夜晚病房内开暗灯照明，减少患者夜间因定向障碍而引起的紧张情绪。

2. 行为模式干预　帮助患者控制不可接受的行为和危险的行为，如患者出现人格改变，变得自私、不讲礼貌、违背社会规范、藏匿废品等异常行为。护理人员要耐心解释，正确引导，并转移患者注意力，帮助患者维持自尊，协助患者减少异常行为的发生，促进患者保持积极适当的行为方式。

3. 精神行为干预　患者在幻觉、妄想影响下出现异常行为，如多疑、突然大声喊叫、情绪紧张、焦虑、骂人、举手打人、抓人、用脚踢人、摔东西等。护理人员在评估问题的基础上，不要对患者的精神行为问题争论或抱怨，可在转移患者注意力后再进行耐心解释和疏导，使患者情绪平静。必要时限制活动范围，提供安全的活动空间及环境。

（四）心理护理

患者受疾病与精神症状的影响，可有各种心理反应，如焦虑、恐惧、易激惹、孤独感、消极心理等。护士要关心患者，耐心做好安慰、劝导等护理工作，给予心理支持。建立相互信任的治疗性人际关系，满足合理需求。鼓励患者表达自己的想法和需要，倾听患者的诉说，给予他们宣泄情感的机会。

（五）健康教育

1. 对患者　教会患者与疾病有关的自我护理方法，鼓励其增加自我护理的独立性。鼓励患者多与社会接触交往，保持乐观情绪。

2. 对家属　告知患者家属疾病急性期的表现，主要以意识模糊、兴奋为主，可能导致自伤、伤人等冲动行为的发生，此时应尽快带患者到医院接受治疗。在疾病的慢性期，患者主要以记忆力减退、智力减退和人格改变为主，此时家属应主要照顾好患者日常生活，防止发生营养缺乏、感染、跌伤、骨折、压疮等。指导家属督促患者按医嘱服药，不可自行减量或停药。

第3节 躯体疾病所致神经认知障碍患者的护理

一、概 述

（一）概念

常见躯体疾病，如躯体感染、内脏器官疾病、内分泌障碍、营养代谢疾病等除了引起一系列躯体症状表现外，还可能导致神经认知功能损害。这种由脑以外的躯体疾病引起脑功能紊乱而产生的神经认知障碍称为躯体疾病所致神经认知障碍。

（二）病因及发病机制

各种躯体疾病是本病的主要病因。躯体疾病导致患者出现精神症状主要是因为躯体疾病引起了中枢神经系统功能的紊乱，如代谢障碍、毒性物质作用于中枢神经系统、中枢神经系统缺氧、躯体水和电解质代谢紊乱、酸碱平衡失调、神经生化改变造成中枢神经系统功能紊乱、躯体对各种外源性有害因素的应激反应。

二、护理评估

（一）健康史

1. 一般状况 包括生命体征、营养状况、饮食情况、睡眠情况及排泄状况等。

2. 原发疾病情况 包括躯体疾病的主要症状、发展趋势、治疗情况及与精神症状的关系等。

3. 自理能力 包括患者进食、如厕、沐浴、活动等自我照顾能力。

（二）精神状况

躯体疾病所致神经认知障碍的临床表现主要包括学习困难、记忆减退、语言障碍、运动功能障碍等。需要指出的是，躯体疾病所致精神症状，并不局限于神经认知损害，还可表现出焦虑、抑郁、精神病性症状等，同时伴有相应躯体疾病的症状表现和阳性体征。患者常常处于以上症状的混合状态。

（三）心理-社会状况

1. 患者病前主要的生活经历、职业及受教育情况、生活方式。

2. 药物或酒精滥用的历史和精神疾病历史。

3. 病前性格特点，是否有明显的焦虑、抑郁、偏执等人格特点。

4. 是否存在应激或长期的心理矛盾或冲突。

5. 家庭关系，包括家庭成员对患者疾病的认识、态度，对患者的关怀支持程度等。

三、治疗要点

治疗原则主要包括病因治疗、支持治疗和控制精神症状。

1. 病因治疗 首先必须积极治疗原发的躯体疾病，停用可能引起精神障碍的药物等。

2. 支持治疗 纠正水、电解质紊乱和酸碱平衡失调，补充营养、能量、维生素和水分，加强脑保护治疗。

3. 控制精神症状 因年龄、躯体疾病、药物间的相互作用等原因，对躯体疾病所致精神障碍的患者，使用抗精神病药要慎重。起始剂量应更少，剂量应逐渐增加，当症状稳定时，应考虑逐渐减少剂量。

四、主要护理诊断/问题

1. 营养失调：低于机体需要量 与生活自理能力差导致营养摄入不足有关。

2. 睡眠型态紊乱 与情绪不稳、环境改变、躯体不适等有关。

3. 有受伤的危险 与意识障碍、神经系统症状、精神症状有关。

4. 躯体移动障碍 与意识障碍、智能障碍、躯体疾病导致患者活动受限、精神症状等有关。

5. 思维过程紊乱 与躯体疾病导致的病理生理改变、注意力改变、思维障碍等有关。

五、护 理 措 施

（一）基础护理

帮助患者制订日常生活时间表，鼓励自理生活，制订针对性护理方案。针对患者制订详细适宜的护理计划，根据患者原发疾病的症状，满足患者营养需求，允许患者选择个人喜好的食物。为患者提供舒适的进食环境，给予充足的进餐时间，必要时给予肠内营养或肠外营养以保证营养的摄入。保持大小便通畅，观察睡眠质量、记录睡眠时间，做好个人卫生。

（二）安全护理

加强安全管理，清楚所有危险物品，创造舒适的、安全的病房环境，密切观察病情，对行为紊乱、明显兴奋躁动的患者，必要时安排专人护理。对于严重焦虑、抑郁情绪的患者，尤其是有自杀或者自伤倾向的患者，更应重点关注，专人看护，密切观察患者情绪和行为变化，并尽早提供心理干预。

（三）心理护理

与患者及家属建立良好的护患关系，主动关心患者。鼓励患者主动表达自己的想法和感受，帮助患者减轻焦虑和抑郁的情绪，从而树立战胜疾病的信心。教会患者学会控制情绪的方法，恰当表达自己的需要及欲望，能叙述造成自己愤怒及激动的原因，如出现愤怒时学会正确发泄愤怒的方法。

医者仁心

精神药理学大家——舒良

舒良教授从 1958 年开始，在沈渔邨教授的指导下，参与到精神药物相关的临床研究中。历时半个多世纪，她引领并见证了精神药物临床研究在中国的起步、发展和规范化，带动和培养了许多精神药理学和药物临床试验的研究者，促成我国精神药物临床试验机构的规模扩大和操作规范。多年来，舒良教授坚持工作在临床诊疗一线，其扎实的临床功底和药物临床研究的经验帮助解决了很多疑难病例的诊断和治疗问题。

自 测 题

A1/A2 型题

1. 痴呆患者多见的精神症状是（　　）
   A. 情感高涨　　　　B. 木僵状态
   C. 幻听　　　　　　D. 错觉
   E. 焦虑

2. 关于谵妄的临床特点，说法错误的是（　　）
   A. 表现为广泛的认知过程受损

   B. 核心症状是注意障碍和意识障碍
   C. 起病缓慢
   D. 可伴有复杂多变的异常精神行为症状
   E. 难以保持注意力，容易转移或难以集中

3. 遗忘综合征属于（　　）
   A. 记忆障碍　　　　B. 认知障碍
   C. 意识障碍　　　　D. 情绪障碍
   E. 思维障碍

4. 阿尔茨海默病的早期症状是（　　）

A. 性格改变　　　　　B. 幻觉

C. 妄想　　　　　　　D. 记忆减退

E. 情绪暴躁易怒

5.（　　）是最常见的痴呆类型

A. 阿尔茨海默病　　　B. 血管性神经认知障碍

C. 急性脑综合征　　　D. 谵妄

E. 错构

6. 在护理阿尔茨海默病患者时，错误的做法是（　　）

A. 促进患者多料理自己的生活，积极维持自理能力

B. 反复强化患者训练用脑，维持大脑活力

C. 多帮助患者回忆往事，锻炼记忆力

D. 患者回忆出现错误并坚持己见时，护士要坚持说服其接受正确观点

E. 保证夜间休息，保证充足的睡眠

7. 阿尔茨海默病患者外出不能回家，常常是因为（　　）

A. 行为紊乱　　　　　B. 意识障碍

C. 记忆障碍　　　　　D. 意志减退

E. 定向力障碍

8. 谵妄患者多表现为（　　）

A. 记忆障碍　　　　　B. 意识障碍

C. 自知力障碍　　　　D. 智能障碍

E. 定向力障碍

（王　卉）

第7章
精神活性物质所致精神障碍患者的护理

第1节 概　述

随着社会发展，各类精神活性物质滥用问题愈发严重，给人们带来许多躯体、精神问题，已成为全球性的公共卫生问题和社会问题。

本章将重点介绍酒精所致精神障碍、阿片样物质所致精神障碍的临床特征及护理要点。

一、基本概念

（一）精神活性物质

精神活性物质（psychoactive substance）指摄入后影响认知或情感等心理过程的物质，如麻醉剂、精神药物和其他依赖性物质（如烟草、酒精等），又称成瘾物质（substances）。精神活性物质与毒品是不同的概念，毒品是社会学概念，我国刑法第357条规定：毒品是指鸦片、海洛因、甲基苯丙胺（冰毒）、吗啡、大麻、可卡因以及国家规定管制的其他能够使人形成瘾癖的麻醉药品和精神药品。

（二）依赖

依赖（dependence）指强烈、迫切地要求服用某种物质以获得支持或行使功能或生存的一种状态。依赖可分为躯体依赖（也称生理依赖，physical dependence）和精神依赖（也称心理依赖，psychological dependence）。躯体依赖是由于反复使用药物所造成的一种病理性适应状态，主要表现为耐受性增加和戒断症状。精神依赖指对药物使用的强烈渴求导致行为失控，为获得用药后的特殊快感，呈现强迫性觅药行为。

（三）滥用

滥用（abuse）指对某类物质持续性或间歇性过度使用的现象，也称为有害性使用（harmful use），是指偏离医疗所需的反复使用药物导致了明显的不良后果，如不能完成工作、学业及躯体健康的损害等。滥用强调的是不良后果，滥用者没有明显的耐受性增加或戒断症状，反之就是依赖状态。

（四）耐受性

耐受性（tolerance）是一种状态，指反复使用精神活性物质后，使用者必须增加剂量方能获得既往效果，或使用原来剂量达不到既往效果。

（五）戒断综合征

戒断综合征（withdrawal syndrome）指一般在较长时期内或大剂量反复使用某种精神活性物质后停用或减量时出现的特殊而复杂的心理生理的临床综合征。不同药物所致的戒断症状因其药理特性不同而不同，一般表现为与所使用药物的药理作用相反的症状。

二、精神活性物质的分类

根据精神活性物质的药理特性，可分为以下几类。

1. 中枢神经系统抑制剂（depressant）　能抑制中枢神经系统，如酒精、苯二氮䓬类、巴比妥类等。

2. 中枢神经系统兴奋剂（stimulant） 能兴奋中枢神经系统，如咖啡因、苯丙胺类药物、可卡因等。

3. 大麻（cannabis, marijuana） 是世界上最古老的致幻剂，适量吸入或食用可使人欣快，增加剂量可使人进入梦幻及熟睡之中，主要成分为四氢大麻酚（THC）与大麻二酚（CBD）。

4. 致幻剂（hallucinogen） 能改变意识状态或感知觉，如麦角酸二乙胺（LSD）、仙人掌毒素（mescaline）、苯环己哌啶（PCP）、氯胺酮（ketamine）等。

5. 阿片类（opioid） 包括天然、人工合成或半合成的阿片样物质，如鸦片、海洛因、吗啡、哌替啶、美沙酮、二氢埃托啡、丙丙诺啡等。

6. 挥发性溶剂（solvents） 包括丙酮、甲苯、汽油、稀释剂、强力胶中挥发性有机溶剂等。

7. 烟草（tobacco） 致依赖活性成分为尼古丁（烟碱）。

三、病因及发病机制

精神活性物质滥用的原因不能用单一的模式来解释，一般认为与生物学因素、个体心理特点及所处的社会文化环境等有密切关系。

（一）生物学因素

1. 脑内的"犒赏系统"与药物依赖 研究发现，各种物质最终均作用于中脑边缘多巴胺系统，使脑内的多巴胺增加，脑内"犒赏中枢"发出愉悦的信号，吸食者产生欣快感和陶醉感。长期反复使用精神活性物质，中枢神经系统产生可塑性变化，出现耐受、依赖及戒断症状等病理生理改变，被认为是精神活性物质滥用产生精神依赖及觅药行为的根本动因。

2. 遗传因素 通过家系、双生子及寄养子研究发现，基因决定了精神活性物质的易感性。有精神活性物质依赖或滥用的家系成员，其物质滥用、反社会人格的相对危险性均为对照家系的数倍。

3. 代谢速度 对精神活性物质代谢速度的不同，耐受性就不同，依赖的易感性也不同，如天生缺乏乙醛脱氢酶的个体，饮酒后乙醇代谢成乙醛，但乙醛不能继续转化为乙酸，乙醛堆积，导致出现严重的不良反应，从而阻止个体继续饮酒，也就不太可能成为酒精依赖者。

（二）心理因素

1. 性格特征 对人格基础与成瘾行为的因果关系尚存在争议。临床研究认为，具有反社会型人格及焦虑型人格与成瘾行为有关，前者有好奇心重、冲动，对本能欲望需求要即刻满足等特点，后者有害羞、自卑、紧张，或明显的焦虑和抑郁等特点。

2. 强化作用 行为理论学派认为，精神活性物质具有明显的正性强化和负性强化作用。正性强化即增加正性情绪的作用，如精神活性物质使用者可产生欣快感，同时摆脱不愉快感。戒断症状令使用者非常痛苦，为了减轻痛苦，必须反复使用精神活性物质才能缓解，这是一种强烈的负性强化。

（三）社会因素

社会因素包括社会环境及社会生活方式，在药物滥用中起到非常重要的作用。引起药物滥用的社会环境因素包括：①毒品的易获得性，如某些国家或地区，毒品种植和制作加工较普遍，毒品容易获得；②家庭因素，如家庭关系恶劣、单亲家庭及家庭成员有犯罪、吸毒情况等；③同伴影响，尤其是年轻人，容易受到同伴及来自社群内的压力影响而使用精神活性物质，逐渐成瘾；④文化背景、社会环境等因素。

第2节　酒精所致精神障碍患者的护理

案例 7-1

　　朱某，男性，57岁。患者于34年前开始有社交性饮酒，白酒约50ml，后逐渐加量至白酒约400ml，对饮酒时间不能控制。曾多次自行停酒，每次停酒后均出现手抖、大汗淋漓、幻觉等戒断症状，曾多次住院治疗，出院后不久便复饮。末次住院诊断为"使用酒精引起的戒断状态伴有谵妄"，对症治疗后好转出院。出院后未坚持服药，仍有反复喝酒，几乎每天40%～50%vol白酒250ml左右。约10天前患者出现纳差、精神萎靡、走路不稳等，遂被家属送入院。入院时患者满头大汗，双手明显震颤，全身乏力，双上臂肌肉疼痛，四肢有麻木感，情绪稍显烦躁、易激惹，交谈中称自己只是双上臂疼痛，其他都很正常，承认自己反复饮酒，对酒有心瘾，称住院只是为了治疗手臂疼痛，对饮酒危害无认识。

　　问题：1.该患者有酒精依赖的哪些表现？
　　　　　2.如何帮助患者戒除酒精依赖？

一、概　　述

　　酒精（乙醇）是世界公认的成瘾物质之一。我国酒文化源远流长，酒精滥用及依赖等相关问题也较显著。

　　酒精经口摄入后主要在小肠吸收，经门静脉入肝；酒精为脂溶性，可分布到全身。2%～10%的酒精经呼气、尿、汗排出体外，其余部分在体内代谢为乙醛、乙酸，最后代谢成水和二氧化碳。人对酒的反应个体差异很大，敏感性不一样。一般来说，饮酒量或血液内酒精浓度的不同，其抑制的程度及范围也不同。酒精对身体的作用可分为急性作用及慢性作用。急性作用主要表现为急性胃出血、急性食管出血等，慢性作用指长年累月大量饮酒，引起各脏器的损害，表现在中枢及周围神经系统、肌肉、心脏、肝脏、胰脏、消化道等。

二、护理评估

（一）健康史

1.评估患者的饮酒情况　包括酒的种类、量、饮酒模式、持续时间等。

2.评估患者的诊疗情况　患者曾经的戒酒情况，就医情况，治疗用药及效果，药物不良反应等。

（二）精神状况

1.急性酒精中毒　指短时间内大量饮酒引起的急性中毒，与酒精对大脑的逐步抑制有关，这种抑制作用取决于患者血液酒精浓度和个体耐受性。酒精首先抑制大脑皮质，而至皮质下释放，患者情绪释放，表现为欣快和言行轻佻、做事冲动等，饮酒量继续增加则抑制加深，呈现醉酒状态，患者精神活动、语言及运动功能受抑制，表现为反应性下降、感觉迟钝、言语含糊、共济失调等。如果中毒较深，大脑处于高度抑制状态，可致昏迷、呼吸心跳抑制，有生命危险。

2.酒精依赖　是指当饮酒的时间和量达到一定程度后，患者无法控制自己的饮酒行为，并出现如下一系列特征性症状。

（1）固定的饮酒方式　酒精依赖者饮酒方式比较固定，如晨起饮酒、发作性狂饮（每间隔一段时间就狂饮一次至酩酊大醉）、定时饮酒。

（2）特征性寻求饮酒行为　酒精依赖者把饮酒作为第一需要，为了饮酒可以不顾生活、家庭和事业，可以采用任何手段达到饮酒目的。患者明知饮酒的严重后果，却难以自制。

（3）酒精耐受性增加和出现戒断症状。

3. 戒断状态 指长期大量饮酒者突然减少或停止饮酒后所引起的一系列躯体及精神症状。症状的严重程度受多种因素影响，个体差异较大。

（1）单纯性戒断反应 长期大量饮酒者减少或停止饮酒数小时后出现手、舌、眼睑震颤，恶心、焦虑、心悸、出汗、血压升高、失眠等一系列自主神经功能紊乱症状，停饮后48～72小时达到高峰，之后逐渐减轻，4～5天后基本消失。

（2）癫痫发作 部分患者在停饮后12～48小时后出现，类似癫痫大发作，表现为两眼上翻、意识丧失、四肢抽搐、角弓反张、口吐白沫等。

（3）震颤性谵妄 长期大量饮酒者如果突然停饮，约在48小时后出现震颤性谵妄，表现为意识模糊、定向障碍、幻视和全身肌肉粗大震颤，幻视多为恐怖性画面或场景，患者因而感觉恐惧或伴冲动行为。此外尚有发热、大汗淋漓、心跳加快等自主神经功能紊乱症状，部分患者可因高热、感染、外伤而死亡。

4. 记忆及智力障碍

（1）酒精性记忆障碍（alcohol amnestic disorder） 记忆障碍是酒精依赖者特有症状之一，主要是近记忆障碍。若近记忆障碍、虚构与定向障碍同时存在称为科萨科夫综合征。

（2）韦尼克脑病 是由于维生素B_1缺乏所致。表现为眼球震颤、不能外展和明显的意识障碍，伴定向障碍、记忆障碍、震颤性谵妄等。大量补充维生素B_1可使眼球的症状很快消失，但记忆障碍恢复较为困难，部分患者转为科萨科夫综合征。

（3）酒精性痴呆（alcoholic dementia） 指在长期、大量饮酒后出现的持续性智力减退，表现为短期、长期记忆障碍，抽象思维及理解判断障碍，人格改变，部分患者有皮质功能受损表现，如失语、失认、失用等。酒精性痴呆一般不可逆。

（三）心理-社会状况

评估患者酒精依赖前后的性格特点及变化，对戒酒及住院的态度，患者的家庭及社会支持情况等。

三、治疗要点

1. 急性酒精中毒 轻度无须特殊治疗，保持安静环境，注意保暖，多饮水等。严重者催吐、洗胃，维持生命体征，加强代谢，注意水电解质紊乱等。可使用纳洛酮，一般用法为肌内注射每次0.4～0.8mg，甚至更高剂量；也可用1.2～2.0mg溶解在5%的葡萄糖溶液中静脉滴注，可重复使用，直至患者清醒为止。

2. 戒断症状的处理

（1）单纯戒断症状 常用苯二氮䓬类药物（如地西泮）来解除酒精的戒断症状，既可抑制戒断症状，还能预防可能发生的震颤性谵妄、戒断性癫痫发作。

（2）震颤性谵妄 首选苯二氮䓬类药物（如地西泮）帮助镇静，可用氟哌啶醇控制精神症状。

3. 酒精增敏药 代表药有双硫仑，能抑制肝细胞乙醛脱氢酶以阻断酒精氧化代谢，预先给药后，能造成乙醛在体内积聚而引发一系列不适，如面部发热、搏动性头痛、呼吸困难、恶心、呕吐、口渴、软弱无力等，严重者可出现精神错乱和休克。在每天早上服用，最好在医疗监护下使用，一次用量250mg，可持续应用1个月至数月。少数人在应用双硫仑治疗中即使饮少量的酒亦可出现严重不良反应，甚至有死亡的危险，因此，患有心血管疾病者和年老体弱者应禁用或慎用。

4. 降低饮酒渴求药物 阿片受体拮抗剂纳曲酮和γ-氨基丁酸（GABA）受体激动剂乙酰高牛磺酸钙，均可降低患者对饮酒的渴求。

5. 对症支持治疗 对于焦虑、紧张和失眠症状，可用抗焦虑药对症处理。若有明显的兴奋躁动、幻觉、妄想，可给予小剂量抗精神病药。

6. 心理社会干预 如认知行为治疗、动机访谈等。

四、主要护理诊断/问题

1. 营养失调：低于机体需要量 与酒精依赖导致食欲差、进食少、消化吸收功能障碍有关。

2. 睡眠型态紊乱 与异常的行为模式及戒断反应有关。

3. 有对自己/他人实施暴力的危险 与兴奋躁动、幻觉、妄想及觅酒行为有关。

4. 急性意识障碍 与酒精过量中毒有关。

5. 应对无效 与患者嗜酒后性格及情绪改变有关。

6. 焦虑 与健康受到威胁、戒断症状、缺乏应对压力与应激的技巧、无法控制酒瘾等有关。

五、护 理 措 施

（一）基础护理

1. 饮食护理 多数患者躯体营养状态较差并有神经系统损害，应加强营养，可给予神经营养剂，补充大量维生素，特别是B族维生素。

2. 睡眠护理 护理人员详细评估患者睡眠状况，与患者分析睡眠紊乱的原因，探讨适合的助眠措施，并协助实施，以改善睡眠状况，使患者睡眠正常。观察、记录患者的睡眠时间和质量。

3. 生活护理 给患者营造清洁、舒适的住院环境，对有自理能力缺陷的患者，护理人员应及时给予帮助，协助患者料理个人日常事务，保持口腔清洁，做好大小便护理、皮肤护理。

（二）安全护理

1. 做好安全管理 保障病房环境安全，加强对患者和家属的安全教育，严格执行各项安全检查和探视制度，杜绝各种酒类被带入病房。

2. 严密观察 观察和了解患者有无逃脱外走想法、冲动暴力行为和自杀观念，以及出现的频率和强度，查找和分析原因，设法减少及消除危险因素。

3. 重点防范 对震颤性谵妄的患者，安置在安静且便于观察的病房，室内避免有强光，必要时专人看护。患者癫痫大发作时，要防止舌咬伤、下颌脱臼、骨折和摔伤。

（三）用药护理

严格遵守用药制度，提高患者服药依从性，保证按时用药。服用双硫仑时，告知患者切勿饮酒。在病房内备好抢救药品及器材。

（四）对症护理

1. 过量中毒护理 协助进行催吐、洗胃或给予拮抗剂等救治措施。密切观察患者的生命体征变化，保持水电解质及能量代谢的平衡。保持呼吸道通畅，做好基础护理，防止并发症。

2. 戒断症状护理 密切观察戒断症状的出现及特点，遵医嘱用药，减轻患者痛苦。患者在戒断反应期间应卧床休息，避免剧烈活动，减少体力消耗，起床及站起时要缓慢，切勿突然改变体位。

3. 躯体合并症及并发症护理 伴肝功能异常及其他消化系统疾病者，应减少刺激性食物对消化系统的损害；伴神经系统损害，如肢体颤抖、共济失调的患者，应加强照顾，防止发生跌倒或其他意外。

（五）心理护理

1. 建立良好的治疗性护患关系 尊重患者，倾听和鼓励其表达不适及不良情绪，及时给予心理支持。

2. 加强认知干预 与患者讨论酒精滥用及依赖的原因、危害，帮助其识别焦虑、压力及不良应对。鼓励患者参加各种文娱活动，转移注意力。协助患者解决问题的能力，学会正确应对应激的方式，培养戒酒的决心和信心。

3. 矫正不良行为 可予行为治疗，如电针厌恶疗法。规范患者的日常行为，对患者不合理要求进行适当设限，帮助患者提高自我效能，养成积极向上的良好生活习惯。

（六）健康教育

1. 向患者和家属开展健康教育，使患者及家属充分认识酒精滥用及依赖的危害，指导患者掌握戒酒方法。鼓励患者参与自助团体，如匿名戒酒者协会（alcoholics anonymous，AA）。

2. 通过各类健康促进活动及学校、社区、社会宣传教育让公众了解过量饮酒的危害，提倡文明、合理饮酒，摒弃不良饮酒风气。提倡企业生产低度酒，并打击非法造酒，降低酒精所致精神障碍的发病率。

第3节 阿片样物质所致精神障碍患者的护理

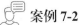
案例 7-2

　　患者，男性，24 岁，未婚，无业。患者 10 年前受朋友影响开始偶尔服食某止咳水（含可待因）。起初每天服食 60～120ml，后来逐渐增加，至 7 年前，每天服用约 600ml。如果一天不喝，就浑身不适，坐立不安，心情烦躁，易发脾气。4 年前曾尝试自行戒断，保持约半年，但自感精力不足，无乐趣，对任何事都缺乏兴趣，注意力难以集中；变得孤僻，反应迟钝，易发脾气。患者难以忍受，再次服食止咳水，每天早晚各 1 瓶，服用后自觉心情能好些。此后为了增加效果，一瓶止咳水混合右美沙芬 24 粒一起服用。服用后只感心里平静，没有特别舒服的感觉，不想玩乐。记忆力变差，饮食睡眠不规律，有时几天不吃不睡，有时暴食、连睡几天。对自己的行为感到后悔自责，但又难以控制，自感"心瘾太强"。在家人劝说下自愿到医院接受治疗。

　　问题：1. 该患者有阿片样物质依赖的哪些表现？
　　　　　2. 如何帮助患者戒除该类物质依赖？

一、概 述

阿片样物质滥用是全球性的公共卫生和社会问题。阿片样物质是指任何天然的或合成的、对机体产生类似吗啡效应的一类药物。阿片是一种从罂粟果中提取的粗制脂状渗出物，内含罂粟碱、吗啡和可待因等多种成分。

阿片样物质的药理作用包括镇痛、镇静、抑制呼吸和咳嗽中枢、抑制胃肠蠕动，兴奋呕吐中枢及收缩瞳孔等。这类药物作用于中脑边缘系统，使人产生强烈的快感，同时也具有较强的成瘾性和耐受性，滥用后易产生依赖。

二、护理评估

（一）健康史

1. 评估患者应用阿片样物质的情况 具体药物的名称、使用方式、开始剂量及目前剂量、持续时间、间隔时间等。

2. 评估患者的诊疗情况 患者曾经的戒毒情况，就医情况，治疗用药及效果，药物不良反应等。

（二）精神状况

1. 阿片类依赖 服用 1 个月左右即可形成强烈的躯体依赖和心理依赖。初次服用阿片样物质多有不愉快体验，如恶心、呕吐、头昏无力及焦虑等。之后再服用可出现短暂的快感，情感高涨、思维活跃、精神振奋，持续2～4小时。服用次数增多后，快感减弱或消失，耐受性增高，依赖症状凸显，需要持续用药以避免戒断反应。

2. 戒断综合征 阿片样物质成瘾者在减少剂量或停用该药后，会出现一系列的戒断反应。程度与所使用阿片样物质的种类、剂量、使用时间的长短、使用途径等有关。短效药物如吗啡、海洛因，戒断症状一般在停药后8～12小时出现，48～72小时达高峰，持续7～10天。长效药物如美沙酮，戒断症状常出现在停药后1～3天，3～8天达高峰，症状可持续数周。典型的阿片样物质戒断综合征包括主观症状和客观体征：①主观症状表现为发冷、发热、疲乏、纳差、恶心、喷嚏、肌肉疼痛、骨痛、腹痛、对药物的渴求等；②客观体征表现为体温升高、血压升高、呼吸及脉搏加快、瞳孔扩大、流泪、流涕、呕吐、腹泻、多汗、失眠、震颤等。

3. 急性中毒 阿片样物质急性中毒是由于过量使用阿片样物质所致的一种临床急症。轻度表现为出现欣快感、脉搏增快、头痛、头晕。中度表现为出现恶心、呕吐，失去时间和空间感觉，肢体无力、呼吸深慢、瞳孔缩小、对光反射存在。重度的典型表现为昏迷（意识丧失）、呼吸极慢甚至抑制、针尖样瞳孔（瞳孔缩小），称为三联征；以及有皮肤湿冷、脉搏细速、腱反射消失等表现。

4. 并发症 阿片样物质使用可导致人格改变、情绪障碍、睡眠障碍、性功能障碍等。此外，由于不洁注射，还可继发感染或传播肝炎、获得性免疫缺陷综合征（艾滋病）、梅毒等。

（三）心理-社会状况

评估患者阿片样物质依赖前后的性格特点及变化，对戒毒及住院的态度，患者的家庭及社会支持情况等。

三、治疗要点

1. 急性中毒的治疗 急救措施包括：①常规处理，监测生命体征，维持呼吸道通畅，吸氧，静脉补液维持水电解质平衡等。②给予阿片受体拮抗剂纳洛酮，尽早、及时、足量、足疗程给予纳洛酮（治疗的关键），必要时重复使用。③合并躯体疾病的处理：酌情对症处理。

2. 脱毒治疗 脱毒是指通过躯体治疗减轻戒断症状，预防由于突然停药可能引起的躯体健康问题的过程。根据患者使用药物的具体情况选择治疗方法。

（1）替代治疗 利用与毒品有相似作用的药物来替代毒品，以减轻戒断症状的严重程度，使患者能较好地耐受，然后在一定的时间内（14～21天）将替代药物逐渐减少，直至停用。常用的替代药物有美沙酮、丁丙诺啡等。

（2）非替代治疗 主要用于脱毒治疗的辅助治疗，以减轻戒断症状。常用α_2受体激动剂，如可乐定和洛非西定。也可采用中草药、针灸及酌情使用镇静催眠药、莨菪碱类药物等辅助治疗。

3. 美沙酮维持治疗 使用美沙酮补充海洛因依赖者体内内源性阿片肽的不足量，使海洛因依赖者恢复其正常的生理及心理功能，像正常人一样生活。

4. 抗复吸治疗 脱毒后使用纳曲酮（阿片受体拮抗剂）可预防复吸，同时结合社会心理治疗，如认知行为治疗、家庭治疗及群体治疗等，有助于预防复吸，促进患者康复。

链接 "6·26" 国际禁毒日

自20世纪80年代以来，毒品蔓延泛滥，已成为严重的国际性公害。1987年6月26日，是联合国在维也纳召开的"麻醉品滥用和非法贩运问题"部长级会议的最后一天，大会通过决议，将每年的6月26日定为国际禁毒日，以引起各国对毒品问题的重视，号召全世界人民共同来抵御毒品危害。同时该次会议提出了"珍爱生命，远离毒品"（YES TO LIFE, NOT TO DRUGS）的口号。

四、主要护理诊断/问题

1. 营养失调：低于机体需要量　与物质滥用或依赖导致长期食欲下降、进食减少等有关。

2. 睡眠型态紊乱　与异常的行为模式及戒断反应有关。

3. 有受伤的危险　与意识障碍、躁动、头晕等有关。

4. 有对自己/他人实施暴力的危险　与兴奋躁动、幻觉、妄想及觅药行为有关。

5. 有感染的危险　与机体抵抗力下降，共用或重复使用注射器，皮肤消毒不严或不消毒等有关。

6. 应对无效　与患者吸毒后性格及情绪改变有关。

五、护 理 措 施

（一）基础护理

1. 饮食护理　应动态评估患者的营养状况，提供易消化、营养丰富的饮食。帮助患者建立合理的饮食习惯。观察患者每日进餐情况，协助进餐或喂食。必要时遵医嘱给予营养补充剂或胃肠外营养支持。

2. 睡眠护理　评估患者睡眠状况，分析睡眠紊乱的原因，探讨及采取合适的助眠措施，观察、记录患者的睡眠时间和质量。

3. 生活护理　给患者营造清洁、舒适的住院环境，协助有自理能力缺陷的患者料理个人日常事务，做好口腔、皮肤及大小便护理。

（二）安全护理

1. 做好安全管理　保障病房环境安全，加强对患者和家属的安全教育，严格执行探视制度及各项安全检查制度，杜绝夹带毒品入病房。

2. 严密观察　观察和了解患者有无逃脱出走想法、冲动暴力行为和自杀观念，以及出现的频率和强度，查找和分析原因，设法减少及消除危险因素。

3. 重点防范　有意识障碍、烦躁不安、躁狂状态的患者，应安置监护室，加强巡视，防止摔伤、坠床，必要时给予保护性约束。处于抑郁状态的患者避免单独活动。

（三）用药护理

严格遵守用药制度，提高患者服药依从性，保证按时用药。在逐渐减药过程中，认真观察患者各种不良反应。在病房内备好抢救药品及器材。

（四）对症护理

1. 过量中毒护理　保持患者呼吸道通畅，保证足够的肺通气，必要时给予气管插管。密切监测生命体征、意识及精神状态。配合进行催吐、洗胃或给予拮抗剂治疗等。做好基础护理，防止并发症。

2. 戒断症状护理　密切观察戒断症状的出现及特点，适时遵医嘱用药，减轻患者痛苦。患者在戒断反应期间应卧床休息，避免剧烈活动，减少体力消耗，起床及站起时要缓慢，切勿突然改变体位。

3. 躯体合并症及并发症护理　伴心血管疾病者，应密切监测血压、脉搏；伴消化系统疾病者，应减少刺激性食物对消化系统的损害；伴发传染性疾病者应注意感染防护，严格执行无菌原则及隔离防护要求，防止交叉感染。

（五）心理护理

1. 建立良好的治疗性护患关系　尊重、关心和同情患者，倾听和鼓励其表达不适及不良情绪。引导患者安心住院，树立信心、鼓起勇气来挑战脱毒治疗过程中的困难，积极配合治疗和护理，顺利脱毒。

2. 加强认知干预 针对具体情况，向患者提供有关精神活性物质依赖的知识，与患者讨论物质滥用及依赖的原因、危害，促使患者对滥用物质所造成的问题有所认识，从而自觉配合戒除精神活性物质。

3. 矫正不良行为 护理人员要努力规范患者的行为，对患者的操纵行为和不合理要求予以适当限制，严格防范患者的物质寻求行为。

（六）健康教育

1. 帮助患者争取家庭的支持和关心，切断物质来源，杜绝与有物质依赖的朋友往来，以巩固疗效，防止复吸。告知患者出院后要按时服药，定期复诊。

2. 向患者和家属开展健康教育，使他们充分认识阿片样物质滥用及依赖的危害，了解复吸的高危因素及应对方法，主动拒绝接触和滥用阿片样物质。

3. 预防和控制对成瘾物质的非法需求，打击非法种植和贩运。

4. 严格执行药政管理法规，加强药品管理和处方监管。

 医者仁心

禁毒主任打通戒毒人员"回归路" 用爱兑现"一个都不能少"

2017年5月8日下午，符良玲在与社区戒毒对象做思想工作过程中突发消化道出血，病倒在办公室，被同事紧急送往医院。六年多来，她投身于社区戒毒（康复）人员的走访帮教、就业安置、低保办理等工作，在许多帮教对象的心里，她好似一位慈爱的母亲，或是犹如一位知心的姐姐，温柔抚慰着每一位帮教对象脆弱不堪的心。在社区戒毒（康复）人员的帮教工作上，她紧紧把握全、异、情、诚、实、新"六字真经"，把社区戒毒（康复）人员当亲人，六年如一日地为他们回归正常生活而不厌其烦地奔走，获得了社区戒毒（康复）人员的尊重，为社区稳定和谐奉献了一份力量。

自 测 题

A1/A2 型题

1. 下列与精神活性物质所致精神障碍有关的叙述，错误的是（ ）
   A. 精神活性物质不一定都是毒品
   B. 物质耐受常体现在使用量增加或使用途径的改变
   C. 产生物质依赖的主要原因是意志薄弱
   D. 患者在形成精神活性物质依赖前往往有精神活性物质滥用
   E. 戒断症状往往比较复杂，涉及躯体、精神、社会功能几个方面

2. 对怀疑有阿片类药依赖的患者进行护理评估时，应重点了解的内容不包括（ ）
   A. 使用药物的具体名称
   B. 使用药物的方式
   C. 开始剂量及目前剂量
   D. 药物的来源
   E. 药物使用的持续时间

3. 患者，男性，48岁。因外伤入院2天后出现胡言乱语、躁动，家属反映患者入院前20余年每天饮白酒约40%～50%vol 400ml左右。可用于缓解患者该类症状的药物主要是（ ）
   A. 苯二氮䓬类
   B. 小剂量抗精神病药
   C. 新型抗抑郁药
   D. 能量合剂
   E. 大剂量维生素B族

4. 患者，男，36岁，已婚，反复吸食海洛因10年。患者海洛因吸食量越来越大，当减少吸食量或停吸则出现打哈欠、流泪、打喷嚏、恶心、呕吐、腹泻、全身酸痛、失眠等不适，饮食起居变得非常不规律，经常日夜颠倒，无所事事，不工作不顾家；曾多次戒毒又复吸。体重减轻10余千克，体型枯瘦如柴。因决心再次戒毒而入院。目前该患者主要的护理诊断不包括（ ）
   A. 营养失调：低于机体需要量

B. 有感染的危险

C. 焦虑

D. 思维过程紊乱

E. 睡眠型态紊乱

A3/A4 型题

（5、6题共用题干）

患者，男性，55岁。因长期饮酒，近半个月出现眼球震颤，休息后可缓解，未作处理。因今晨出现同样症状加重，伴认知障碍就诊。患者双眼外展受限，眼球震颤（+），余未见明显异常。患者自述感觉近半个月记忆力减退，体重、二便正常。

5. 初步考虑该患者为（　　　）

A. 遗忘综合征

B. 酒精性妄想综合征

C. 酒精性痴呆

D. 酒精性幻觉

E. 韦尼克脑病

6. 护士应指导患者补充哪种维生素（　　　）

A. 维生素A

B. 维生素B族

C. 维生素C

D. 维生素D

E. 维生素E

（李小平）

第8章
精神分裂症患者的护理

案例 8-1 ————

　　田某，女性，23岁，未婚。性格敏感，不善言辞，与他人交谈时声音低沉，表情羞涩，常独来独往。毕业工作后感到无法适应，自觉什么都不会，慢慢地觉得同事看她的眼神似乎带着嘲笑。后来患者发展为不愿接触人，不愿出门，表情呆滞，常常失眠。入院后患者自述，周围人常常议论自己，并怀疑自己被人跟踪监视，认为自己被他人控制。入院检查：患者意识清晰，情绪不稳，活动少，行为被动，否认有病。既往体健，无精神疾病史。

　　问题：1. 请说出患者的主要护理诊断有哪些？
　　　　　2. 对患者采取的护理措施有哪些？

一、概　　述

　　精神分裂症（schizophrenia）是一组病因未明的严重精神疾病。多起病于青壮年，常有知觉、思维、情感和行为等方面的障碍，一般无意识及智力障碍。病程多迁延，反复发作恶化会导致精神残疾，给患者、家属及社会带来沉重负担。2019年发布的中国精神卫生调查结果显示，我国精神分裂症及其他精神病性障碍的加权终生患病率为7.46‰，30天患病率为6.13‰。精神分裂症的致残率较高，是我国重点防治的精神疾病。

（一）概念

　　精神分裂症是以思维和知觉的根本性"分裂"和特征性歪曲为一般特征的一种精神障碍。常有情感不适切或迟钝。虽然在疾病进展中可出现一定的认知缺陷，但受检者通常能保持清醒的意识和原有的智力水平。病程可以是持续的，也可以是发作性的，并在发作后伴有进行性缺陷，还可以是一次或多次发作且有完全缓解。疾病对患者的影响通常严重而持续。

（二）病因及发病机制

　　目前，精神分裂症的确切病因和影响因素还不十分明确，发病机制仍不清楚。生物、心理、社会因素对精神分裂症的发病均发挥着重要作用。

　　1. 遗传因素　　最具影响并已得到强有力的证据支持。家系调查和双生子研究均发现遗传因素在本病的发生中起着重要作用。与患者血缘关系越近，亲属中患病的人数越多，则患病风险越大。双生子研究发现单卵双生子发病率显著高于异卵双生子。

　　2. 神经发育　　神经发育异常假说认为：精神分裂症患者的脑内神经元及神经通路在发育和成熟过程中发生紊乱，大脑神经环路出现异常改变而导致发病。近年来的神经影像学及神经病理学研究也有相关异常发现，与正常人群大脑相比，精神分裂症患者的大脑在结构性影像学和功能影像学研究中都显示存在很多异常改变。

　　3. 神经生化　　精神分裂症神经生化基础方面的研究主要有多巴胺假说、5-羟色胺假说、谷氨酸假说、γ-氨基丁酸假说等，但是，上述神经生化改变是疾病的原因还是结果，是相关因素还是伴随状态，他们之间是单独致病还是相互作用致病，至今尚无定论。

4. 心理社会因素 虽然不少研究表明精神分裂症的发生与心理社会因素有关，但是至今尚未发现任何能决定是否发生精神分裂症的心理社会因素。某些应激事件确实导致健康人精神异常，但这种异常更多是应激所致的精神障碍。目前认为，心理社会因素可诱发精神分裂症，但常难以左右其最终的病程和结局。常见的心理社会因素包括文化、职业、社会阶层、社会隔离、心理社会应激事件等。

二、护 理 评 估

（一）健康史

1. 评估患者发病的时间、具体表现、有无诱因、就医经过等。

2. 评估患者既往健康状况，有无精神疾病史及家族史。

3. 评估患者生长发育过程如何、母亲孕期及围生期有无异常，女性患者还要评估月经史和生育史。

（二）精神状况

1. 临床表现 精神分裂症的主要特征为现实检验能力的显著损害及行为异常改变。临床上表现为阳性症状群（是指异常心理过程的出现，包括幻觉、妄想及言语和行为紊乱）、阴性症状群（是指正常心理功能的缺失，涉及情感、社交及认知方面的缺陷）、意志行为异常。

（1）思维障碍 是精神分裂症最主要、最本质的症状。思维障碍包括思维形式障碍和思维内容障碍：①思维形式障碍又称联想障碍，主要表现为思维联想过程缺乏连贯性和逻辑性，与精神分裂症患者交谈多有难以理解和无法深入的感觉，这是精神分裂症最具特征性的症状。②思维内容障碍主要是指妄想。妄想内容可与患者的生活经历、教育程度和文化背景有关，内容虽荒谬离奇，但患者却坚信不疑。妄想表现形式多样，最多见的是被害妄想与关系妄想。妄想有时表现为被动体验，患者丧失了支配感，感到自己的躯体运动、思维活动、情感活动、冲动受他人或受外界控制。

（2）感知觉障碍 精神分裂症最突出的感知觉障碍是幻觉，如幻听、幻视、幻嗅、幻味、幻触，其中最常见的是幻听。幻听可以是非言语性的，如鸟叫、虫鸣、机器的隆隆声或音乐声；也可以是言语性的（最常见），幻听内容可以是争论性的或评论性的，也可以是命令性的。幻听有时还可以思维鸣响的方式表现出来，即患者所进行的思考，都被自己的声音读出来。

（3）情感障碍 情感淡漠、情感反应与外界刺激不相符是精神分裂症的重要特征。情感淡漠，如对亲朋好友的关心体贴缺乏相应的情感反应；情绪反应过度或不当，如为一点儿小事就暴怒、高兴或焦虑；情感倒错，如高兴的事情出现悲伤体验，悲伤的事情出现愉快的体验。

（4）意志行为障碍 患者活动减少，缺乏主动性，行为变得孤僻、被动、退缩，即意志活动减退。患者对社交、工作和学习的要求降低，主动性差，生活懒散，忽视自己的仪表和个人卫生，无故旷课、旷工等。

（5）紧张综合征 表现为紧张性木僵和紧张性兴奋交替出现或单独发生。紧张性木僵表现为精神运动抑制，轻者动作缓慢、少语少动（亚木僵），重者终日卧床，不语不动，肌张力增高，有时出现蜡样屈曲，可出现被动服从、主动性违拗、模仿动作和模仿言语。患者意识清楚，能感知周围事物，病后能回忆。紧张性兴奋者表现为突然发生不可理解的冲动行为，言语内容单调刻板，行为无目的性。

（6）定向、记忆、智力与自知力方面影响 精神分裂症患者对时间、空间和人物一般能进行正确的定向，意识通常清晰，一般的记忆和智力没有明显障碍；慢性衰退患者，由于缺乏社会交流和接受新知识，可有智力减退。自知力是影响治疗依从性的重要因素，精神分裂症患者在疾病发作期常缺乏自知力。

2. 临床分型 根据患者的主要临床表现，可将精神分裂症分为若干类型。

（1）偏执型　此型最常见，多中年起病，缓慢发展。临床表现以相对稳定的妄想为主，常伴有幻觉（特别是幻听）。妄想以关系妄想、被害妄想最多见。幻觉以批评、议论、威胁、命令等使人不愉快的内容多见。患者在妄想、幻觉支配下可表现出相应的行为，如恐惧不安、报复跟踪或闭门不出等。此型若能尽早系统治疗，预后较好。

（2）青春型　此型多青年期起病，起病常为急性或亚急性，以思维、情感和行为的不协调或解体为主要临床表现。表现为思维破裂、言语凌乱、话多、内容荒谬、情感不协调、喜怒无常、表情做作、好扮鬼脸、傻笑、行为幼稚愚蠢奇特、动作杂乱多变；常有意向倒错（吃脏东西，如吃大小便、痰），本能（性欲、食欲）活动亢进。此型病情发展较快，可自发缓解，但易复发。

（3）单纯型　此型较少见，多为青少年起病，病情进展缓慢。主要表现为逐渐加重的孤僻离群、被动退缩、生活懒散，对工作学习兴趣逐渐丧失，缺乏进取心；情感日益淡漠，冷淡亲友，对情绪刺激缺乏相应的反应。此型患者早期常不易被觉察，或认为是"不求上进""性格不够开朗"，或"受到打击后意志消沉"等，往往在病程多年后才就诊，治疗效果较差。

（4）紧张型　此型患者目前少见，多起病于青中年，起病较急，常表现为紧张性木僵和紧张性兴奋，两者交替出现或单独发生，以紧张性木僵多见。患者意识清楚，能感知周围事物，病后能回忆，常持续数周至数月。幻觉、妄想少见。此型预后较好。

（5）未分化型　此型患者符合精神分裂症的诊断标准，有明显的阳性症状，但不符合上述任何一种类型的标准。

（三）心理-社会状况

评估患者病前性格特点、对住院的态度、社会交往能力、人际关系；评估患者家属对疾病的认识程度和对患者的关心支持程度等。

 链接　影响精神分裂症预后的因素

多数研究认为，女性，已婚，初发年龄较大，急性或亚急性起病，病前性格开朗、人际关系好、职业功能水平高，以阳性症状为主症，症状表现中情感症状成分较多，家庭社会支持多，家庭情感表达适度，治疗及时、系统，维持服药依从性好等指标常是提示结局良好的因素。反之，则为精神分裂症结局不良的指征。

三、治疗要点

精神分裂症的治疗应当早期、综合和全程治疗。不论是首次发作还是复发的精神分裂症患者，抗精神病药治疗应作为首选治疗措施，同时可根据患者病情配合使用物理治疗、心理治疗。

（一）抗精神病药治疗

1. 药物治疗原则　包括：①明确诊断后尽早开始抗精神病药治疗，根据评估，权衡疗效和安全性，选择适于患者个体化的抗精神病药单一用药治疗。②急性发作病例，包括复发和病情恶化的患者，根据既往用药情况继续使用原有效药物，剂量低于有效治疗剂量者，可增加至治疗剂量继续观察；如果已达治疗剂量仍无效者，酌情加量或考虑换用另一种化学结构的非典型药物或典型药物。③定期评价疗效，指导治疗方案；定期评定药物不良反应，并对症处理。

2. 抗精神病药　包括：①第一代抗精神病药，主要作用于中枢多巴胺D_2受体，如氯丙嗪、奋乃静、氟哌啶醇、舒必利等，其治疗精神分裂症患者阳性症状有效。②第二代抗精神病药，如氯氮平、利培酮、奥氮平、喹硫平、阿立哌唑、氨磺必利等，此类药物可有效改善精神分裂症患者阳性症状、部分阴性症状与认知损害。

（二）非药物治疗

精神分裂症患者的非药物治疗包括心理治疗和物理治疗，是药物治疗重要的辅助治疗策略。心理治疗包括支持性治疗、认知行为治疗、认知矫正治疗、家庭治疗、社交技能训练、心理健康教育、艺术治疗等一系列的心理治疗技术；有助于提高患者治疗依从性，针对患者个体的特征帮助患者提高社会功能和回归社会。物理治疗包括改良电休克疗法和重复经颅磁刺激，对于伴有紧张综合征、严重兴奋躁动、冲动行为、自杀企图、严重拒食的患者，可首选电休克疗法；对于顽固性幻听和阴性症状的患者可尝试使用重复经颅磁刺激以增强疗效。

链 接 **精神分裂症的全病程管理**

精神分裂症是一种慢性迁延性脑病，目前精神分裂症的治疗策略是全病程治疗和管理，治疗目标是功能康复，使患者回归到病前正常的社会生活中。应进行全病程疾病管理：① 一经诊断，就应确定患者心理社会康复的目标。② 建立积极信任的医患联盟，使患者和家属成为治疗决策的组成部分。③ 加强患者及家属的心理健康教育，提高患者治疗的依从性和主动性。④ 建立医院（急性期）和社区（巩固维持期）的全程双向治疗管理服务体系。⑤ 开展针对患者个体化的社交技能训练，辅助合适的心理和行为疗法、职业指导、社区治疗等，使患者尽量具有回归社区的能力和良好的生活质量。

四、主要护理诊断/问题

1. **营养失调：低于机体需要量** 与幻觉、妄想、极度兴奋、躁动，紧张性木僵及违拗不合作有关。
2. **睡眠型态紊乱** 与幻觉、妄想、兴奋、警惕性高及睡眠规律紊乱等有关。
3. **有对他人/自己实施暴力的危险** 与幻觉、妄想、自知力缺乏等有关。
4. **思维过程紊乱** 与精神活动异常有关。
5. **躯体移动障碍** 与精神运动抑制有关。
6. **社会交往障碍** 与妄想、情感障碍、思维过程改变有关。

五、护 理 措 施

（一）基础护理

1. **生活护理** 协助患者做好日常个人卫生；对生活不能自理的患者要做好晨晚间和日常生活护理；对行为退缩、生活懒散的患者，应督促患者完成自理任务。

2. **饮食护理** 结合原发疾病的情况，为患者提供易消化、营养丰富的饮食，同时注意水分的摄入；对暴饮暴食的患者应严格限制摄入量；对拒食的患者应针对其拒食的具体原因，采取有效的干预措施，以保证足够的营养；老年患者、锥体外系反应严重的患者，有时会出现吞咽困难甚至噎食窒息，宜给予半流食或软食，不能催促患者进食，随时观察进食情况，给予积极的鼓励。

3. **睡眠护理** 评估导致患者睡眠障碍的原因并采取有效的护理措施。① 合理安排作息制度，减少白天睡眠时间，鼓励患者参加文娱治疗活动。② 营造良好的睡眠环境，室内空气清新，光线柔和，温湿度适宜。③ 睡前应避免过度紧张、兴奋，不饮用兴奋性饮料。④ 在睡眠过程中加强巡视，防止患者蒙头睡觉，严防意外发生。

（二）安全护理

1. **严密观察** 密切监测患者病情变化；发现异常情况及时报告医生并协助处理。
2. **加强巡视** 定时巡视，清点患者人数，确保患者安全，防止出走行为。
3. **安全管理** 加强病区环境检查，发现设施损坏应及时维修，病区办公室、治疗室、配膳室、浴室、杂物间等必须随手锁门；加强患者物品管理，防止患者在精神症状支配下存放危险物品，导致危险行为发生。

（三）症状护理

1. 幻觉、妄想　在幻觉、妄想支配下，患者可能出现不合作、逃离医院、伤人、自伤等行为。①与患者建立良好的护患关系，运用沟通技巧，了解患者幻觉和妄想的种类及内容。②耐心倾听患者叙述病理思维，不要争辩，防止患者隐瞒病情。③不引导患者反复重复病理体验，以免强化病理联想，使症状更加顽固。④细心观察患者言行是否受幻觉、妄想的支配，及时处理异常情况，防止发生意外。

2. 兴奋躁动　患者可出现冲动、伤人、毁物等行为。①掌握病情变化，不激惹患者。②运用良好的语言有效阻止患者的伤人及破坏性行为，必要时采取约束方法，帮助患者控制冲动行为。

3. 木僵　患者精神运动抑制，生活不能自理，违拗，不合作。①主动关心患者，细心观察其病情变化。②针对患者丧失自理能力的情况，做好基础护理，防止躯体并发症的发生。③采取保护性医疗措施，不在患者面前谈论病情及无关的事情。④对患者态度和蔼，注意"四轻"，即关门轻、操作轻、说话轻、走路轻，减少不良刺激。⑤如患者出现蜡样屈曲症状，在完成治疗护理后应及时将患者的肢体放置于舒适的功能位。

4. 意志行为抑制　患者多表现为意志懒散，无意向要求，对任何事物都无情感反应。①针对病情特点，为患者制订长期的生活自理能力训练计划，督促患者按计划训练，以达到适应社会生活的目的。②加强基础护理，保证患者的基本需要，防止发生皮肤损害及其他意外事故。

（四）药物治疗护理

1. 口服用药　严密观察患者服药的态度，防止患者藏药，观察用药后不良反应，如患者出现锥体外系反应、心血管反应、皮肤过敏、精神方面的症状等应及时报告医生，给予对症处理。

2. 注射用药　①遇有不合作的患者需耐心解释劝说，尽量争取患者配合。②准确执行医嘱，核对药物剂量。③做人工冬眠治疗时，用药后应嘱患者卧床休息，减少活动，减少探视，避免环境因素的干扰。④定时为治疗中的患者测量生命体征，观察用药后的情况，记录睡眠时间，记录出入量。

（五）心理护理

护理人员应与患者建立良好的护患关系，提供必要的心理支持，鼓励患者说出对疾病和有关症状的认识及感受。在适当时机（如幻觉减少或妄想动摇时），对其病态体验提出合理解释，并随时注意其反应。指导患者多参加集体活动，建立良好的人际关系。

（六）健康教育

1. 对患者　急性期患者因缺乏自知力，故对其健康教育效果不佳，应重点对恢复期精神分裂症患者进行健康教育。向患者介绍疾病相关知识，了解精神药物的特点，使患者认识到坚持服药对防止病情复发的重要性。

2. 对家属　指导家属学习精神分裂症的相关知识和预防复发的常识。家属对患者保持接纳和宽容的态度，降低对患者的期望，避免过高期望给患者带来压力。创造有利于患者恢复的家庭氛围，增强患者恢复的信心。指导家属识别和判断复发症状、观察药物不良反应的方法，监督患者服药。

医者仁心

以科学精神体现人文关怀——精神病学家沈渔邨

沈渔邨教授是我国著名的精神病学家，医学教育家，中国工程院院士。她长期从事临床精神药物学、精神疾病流行病学、老年精神病学研究，是我国现代精神病学的奠基人、开拓者之一。在推动我国精神病学的发展和学科建设、促进国内国际精神病学领域的学术交流等方面做出了突出贡献。

沈渔邨曾经写过一段话："精神科和许多学科有交叉重叠。要利用各种可能的场合进行交流、宣传自己、学习他人的经验，包括学习国际同行的经验。我们将面临的巨大挑战，其中包括医疗改革在内的各种改革的挑战。如何适应形势的变化，积极配合乃至引导变革，使之向着有利于专科的方向发展，将是我国精神科必须面对的严峻考验。展望新的世纪，应该说是希望与挑战同在、困难和机遇共存。然而，有压力才有进步，深信我国的精神科一定能够战胜压力。"

自 测 题

A1/A2型题

1. 精神分裂症最常见的类型是（　　　）
   A. 青春型　　　B. 紧张型　　　C. 偏执型
   D. 未分化型　　E. 单纯型

2. 精神分裂症最主要、最本质的症状是（　　　）
   A. 感知障碍　　B. 思维障碍　　C. 情感障碍
   D. 记忆障碍　　E. 意志行为障碍

3. 精神分裂症最常见的幻觉是（　　　）
   A. 幻嗅　　　　B. 幻视　　　　C. 幻触
   D. 幻味　　　　E. 幻听

4. 精神分裂症偏执型患者最突出的症状是（　　　）
   A. 幻觉、妄想　　　　　　B. 行为退缩
   C. 情感淡漠　　　　　　　D. 紧张性木僵
   E. 行为幼稚愚蠢

5. 精神分裂症预后较差的类型是（　　　）
   A. 青春型　　　B. 紧张型　　　C. 偏执型
   D. 单纯型　　　E. 未分化型

6. 精神分裂症的情感障碍主要表现为（　　　）
   A. 情感淡漠　　B. 情绪高涨　　C. 情绪低落
   D. 易激惹　　　E. 欣快

7. 患者，男性，17岁，患有精神分裂症。突然动作显著缓慢，整天卧床，不吃不喝，叫他、推他均无反应，表情呆板。该患者的症状是（　　　）
   A. 情感淡漠　　B. 幻觉妄想　　C. 木僵状态
   D. 意志减退　　E. 兴趣减退

8. 患者，男性，25岁，近半年来时常自言自语、自笑；不吃家人做的饭菜，说饭菜有毒，此症状为（　　　）
   A. 夸大妄想　　B. 被害妄想　　C. 嫉妒妄想
   D. 关系妄想　　E. 罪恶妄想

（于丽丽）

第9章

心境障碍患者的护理

案例 9-1

　　患者，女性，30岁，已婚。因家庭琐事导致夫妻关系紧张，经常冷战。近一年来工作压力大，逐渐出现情绪烦躁，常因小事与人争吵，对以往热衷的事情都觉得厌倦、无趣，为自己的现状感到自卑，有时睡到深夜醒来暗自垂泪，有轻生的念头。患者意识到自己的变化，主动来院就诊。

　　问题：1. 请说出患者的主要护理诊断有哪些？
　　　　　2. 对患者采取的护理措施有哪些？

第1节 概　述

一、概　念

　　心境障碍（mood disorders），又称情感性精神障碍，是以显著而持久的情感或心境改变为主要特征的一组疾病，一般指情感的高涨或低落，伴有相应的认知和行为改变，此病往往有复发倾向，间歇期精神状态基本正常。

二、病因及发病机制

（一）生物学因素

　　1. 遗传因素　在情感性精神障碍的发病中具有重要作用，但作用机制较复杂。家系调查中，患者亲属的患病风险明显增加，血缘关系越近，患病风险越高。在双相障碍中，如果双亲中有一位患病，其子女发生情感性精神障碍的概率为25%；如果双亲均有双相障碍，其子女发病的概率为50%～75%。双生子调查显示，单卵双生子的同病率显著高于异卵双生子。寄养子研究也显示，患有心境障碍的亲生父母所生寄养子的患病率明显高于正常亲生父母所生寄养子的患病率。这些研究充分证实了遗传因素在发病中的重要作用。

　　2. 神经生化因素　研究显示去甲肾上腺素（NE）和5-羟色胺（5-HT）与此病关系最密切，抑郁障碍患者5-羟色胺活性降低，双相障碍患者系统功能紊乱，去甲肾上腺素功能低下时表现为抑郁，去甲肾上腺素功能亢进时表现为躁狂。抑郁障碍患者脑内多巴胺（DA）功能降低，躁狂症多巴胺功能增高。

　　3. 神经内分泌因素　情感性精神障碍的患者会出现下丘脑-垂体-肾上腺轴（HPA）、下丘脑-垂体-甲状腺轴（HPT）和下丘脑-垂体-生长素轴（HPGH）的功能异常。如在抑郁障碍患者中可发现高糖皮质激素血症、肾上腺体积增大、甲状腺素和生长激素分泌昼夜节律消失或平坦等，且抑郁程度越重，年龄越大，下丘脑-垂体-肾上腺轴异常就越明显。

　　4. 神经免疫因素　人体的免疫系统、内分泌系统、中枢神经系统具有双向调节机制，情绪障碍和应激因素可以改变免疫系统功能，产生一系列躯体和心理症状。反之，个体也可由于免疫功能低下，而导致内分泌功能改变，不能耐受各种应激因素而出现情感障碍。

5. 睡眠与脑电生理异常 情感性精神障碍患者经常有睡眠障碍，如抑郁障碍患者的早醒、入睡困难，躁狂症患者的睡眠需求减少等。临床研究发现，睡眠出现延迟、快速眼动睡眠潜伏期缩短等睡眠节律的变化和脑诱发电位的改变在情感性精神障碍发病中具有重要意义。

（二）心理社会因素

心理社会因素在发病中具有重要作用。患者首次发病前常有应激因素，如工作压力、婚姻家庭问题、罹患慢性躯体疾病等与心境障碍，尤其是与抑郁发作的关系较为密切，离异、分居、丧偶为危险因素。精神分析理论认为，有些应激事件如童年时期的心理阴影可能使患者形成某种易感素质。认知理论认为抑郁障碍患者存在一些"习惯性"的负性认知，总是倾向于消极、悲观的自我评价，无法正确应对应激。近年来还有研究发现，抑郁障碍的发病存在着基因-环境的交互影响，即寄养在抑郁障碍、酒精依赖或反社会人格障碍家庭的女性，其抑郁障碍发病率明显高于对照组。

三、分 类

疾病和相关健康问题的国际统计分类第11版（ICD-11）把抑郁障碍与双相障碍归入心境障碍大类。

1. 抑郁障碍 是最常见的精神障碍之一，是指由各种原因引起的以显著而持久的心境低落为主要临床特征的一类心境障碍，伴有不同程度的认知和行为改变，部分患者存在自伤、自杀行为，甚至因此死亡。抑郁障碍是一种高发病率、高复发率及高致残率的慢性精神疾病。

2. 双相障碍 也称双相情感障碍，是指临床上既有躁狂或轻躁狂发作，又有抑郁发作的一类心境障碍。双相障碍一般呈发作性病程，躁狂和抑郁常反复循环或交替出现，也可以混合方式存在，每次发作症状往往持续一段时间，并对患者的日常生活和社会功能等产生不良影响。

> 链接 双相障碍的分型
>
> ICD-11将双相障碍主要分为双相障碍Ⅰ型、双相障碍Ⅱ型和环性心境障碍。双相障碍Ⅰ型的诊断要点为至少符合1次躁狂发作或混合发作标准要件。双相障碍Ⅱ型的诊断要点包括：① 病程中至少出现1次轻躁狂发作和1次抑郁发作；② 不符合躁狂或混合发作的诊断标准。环性心境障碍的诊断要点包括：长期（≥2年）心境不稳定，表现为大量轻躁狂期和抑郁期；轻躁狂期的严重程度或病程可能满足或不满足诊断要求，抑郁期的严重程度和病程不满足诊断要求；从未出现稳定的缓解期（持续时间≥2个月）；无躁狂发作或混合发作史。

第2节 抑郁障碍的护理

一、护理评估

（一）健康史

1. 评估患者是否属于适应不良性格；是否遭遇了负性应激事件。
2. 评估患者成长发育史、既往史、生活方式、特殊嗜好、家族史、过敏史等。
3. 评估患者睡眠情况，有无入睡困难、早醒、醒后难以入睡等情况。

（二）精神状况

临床表现可分为核心症状、心理症状群和躯体症状群，典型重度抑郁的患者表现为情感低落、思维迟缓和意志减退，临床上称为"三低"症状。

1.核心症状　心境或情绪低落、兴趣缺乏或乐趣丧失是抑郁发作的核心症状。

（1）心境或情绪低落　患者情绪低沉、苦闷，具有晨重暮轻的特点，即凌晨醒来心情最为苦闷，觉得度日如年，而日落后明显好转。情绪低落常导致无助感、无用感、无希望感，患者觉得艰辛难过，严重时可产生自杀意念甚至行为，认为结束自己生命是最好的解脱；也会在情绪低落基础上，继发自罪意念或妄想而引发自杀行为。

（2）兴趣缺乏或乐趣丧失　患者对过去喜欢做的事情失去兴趣，即使能进行也体会不到乐趣，只是敷衍了事，或是为了消磨时间、希望摆脱悲观失望情绪而进行。严重者对任何事情均毫无兴趣，离群索居，不愿见人。

2.心理症状群

（1）情感方面　焦虑较多见，常与抑郁伴随出现，甚至可以掩盖抑郁情绪，患者情绪烦躁、易激动，并伴有自主神经功能紊乱的症状出现。

（2）认知方面　可以有幻觉、妄想症状，如与抑郁心境相一致的自罪妄想、疑病妄想、幻听等，或者不具有抑郁基调的被害妄想、没有情感色彩的幻听等，以继发性为主，还可以出现注意和记忆减退，认知扭曲，对所有事情都做出悲观的认知评价。重症抑郁患者还会出现思维迟缓，自觉思维变得缓慢，头脑不灵活。绝大多数患者自知力完整，主动求治，但自杀意念强烈、出现精神病性症状者常缺乏自知力。

（3）意志行为方面　精神运动性迟滞，患者整个精神活动减少甚至完全抑制，情绪低落、思维迟缓、注意力减退、记忆减退、意志减退、活动减少减慢，甚至出现"抑郁性木僵"。有的患者却恰恰相反，以紧张烦躁为主，头脑中思绪繁杂混乱，称为"精神运动性激越"。当患者自杀意念强烈时，可有意志增强。

3.伴随的躯体症状群　主要包括睡眠紊乱（入睡困难最多见，早醒最具特征）、食欲下降、体重减轻、精力不足等。患者主诉的躯体不适常涉及多个脏器，掩盖其抑郁情绪，而反复在综合医院就诊求治，多被诊断为自主神经功能紊乱。

（三）心理-社会状况

评估患者的病前性格特征，是否有过负性生活事件，其强度、频率、持续时间如何；评估患者有无回避社交、人际关系的改变等情况；评估患者是否出现工作效率低下、对学习工作无兴趣、家庭角色功能改变等情况。

二、治疗要点

（一）药物治疗

抑郁障碍的治疗目标在于尽早诊断，及时规范治疗，控制症状，提高临床治愈率，最大限度降低病残率和自杀率，防止复燃及复发，促进患者社会功能的恢复。抑郁障碍的治疗包括药物治疗、心理治疗和物理治疗等，倡导基于评估的全病程治疗。

1.治疗原则　包括：①充分评估与监测，确定药物治疗时机并给予充分治疗；②根据临床因素进行个体化用药选择；③选择适宜起始剂量，通常在1～2周加量至有效剂量，服药2～4周根据疗效和耐受性决定是否进行剂量调整；④足量治疗6周无效可考虑换药，换药期间应注意药物相互作用；⑤抗抑郁药应尽可能单一使用，当换药无效时，可以考虑联合用药；⑥重视患者教育；⑦积极治疗躯体与精神共病。

2.常用抗抑郁药根据化学结构及作用机制的不同，可分为以下几种类型。

（1）选择性5-羟色胺再摄取抑制剂（SSRIs）　代表药物包括氟西汀、舍曲林、帕罗西汀、氟伏沙明、西酞普兰等。整体疗效和可接受度良好，是一线抗抑郁药。

（2）5-羟色胺和去甲肾上腺素再摄取抑制剂（SNRIs） 代表药物包括文拉法辛、度洛西汀。SNRIs 也是一线抗抑郁药，尤其对伴有明显焦虑或躯体症状的抑郁障碍患者，SNRIs具有一定优势。

（3）去甲肾上腺素能和5-羟色胺能抗抑郁剂（NaSSAs） 代表药物为米氮平。属于一线抗抑郁药，对快感缺乏、精神运动性抑郁、睡眠欠佳（早醒）及体重减轻者均有疗效。

（4）去甲肾上腺素与多巴胺再摄取抑制剂（NDRIs） 代表药物为安非他酮。对提升正性情感的效应更佳，属于一线抗抑郁药。

（5）褪黑素受体激动剂 代表药物为阿戈美拉汀。属于一线抗抑郁药，可调节睡眠觉醒周期，增进睡眠。不良反应较少，对性功能无不良影响，使用前和使用期间需监测肝功能。

（6）植物药与中药 获得国家药品监督管理局批准用于治疗抑郁障碍的植物药为圣·约翰草提取物片，中药包括舒肝解郁胶囊和巴戟天寡糖胶囊，主要治疗轻中度抑郁障碍。

（二）物理治疗

物理治疗是抑郁障碍综合治疗手段之一，包括改良电休克疗法、重复经颅磁刺激。改良电休克疗法是全球各大指南推荐最为一致的物理治疗方法，尤其是在急性期治疗中用于症状严重或伴精神病性特征的患者，有助于迅速缓解其自杀相关症状。

（三）心理治疗

有关抑郁障碍急性期的有效治疗，目前循证医学证据较多、疗效肯定的心理治疗方法包括认知行为治疗、人际心理治疗和行为心理治疗（如行为激活），这些治疗对轻中度抑郁障碍的疗效与抗抑郁药疗效相仿，但严重或内源性抑郁障碍往往不能单独使用心理治疗，须在药物治疗的基础上联合使用。

三、主要护理诊断/问题

1. 营养失调：低于机体需要量 与食欲下降导致摄入减少有关。

2. 睡眠型态紊乱 与自身调节机制紊乱有关。

3. 有自杀的危险 与情绪低落、自责自罪等情绪有关。

4. 思维过程紊乱 与情感低落引起认知障碍有关。

5. 焦虑 与无价值感、罪恶感、内疚、自责、疑病等因素有关。

四、护理措施

（一）基础护理

1. 生活护理 患者可能因情绪低落影响个人的生活，如个人卫生、衣物的更换等，护士应提醒、督促或适当协助患者来完成，尽量鼓励患者自行完成，给予积极性言语鼓励。

2. 饮食护理 患者常会出现食欲不振，护士要注意饮食搭配，既要营养均衡，又能引起患者食欲，对拒绝进食患者要耐心劝导并协助喂饭，必要时遵医嘱行鼻饲饮食或静脉营养，以保证患者的营养。

3. 睡眠护理 对出现睡眠障碍的患者，白天可以适当地增加其活动量，减少卧床时间，睡前采取一些助眠措施，必要时遵医嘱给予安眠药物。

（二）安全护理

1. 严密观察 护士要密切观察病情，贯彻执行病房的安全管理制度，确保治疗的开展。

2. 加强巡视 定时巡视，确保患者安全，防止患者出现自杀行为。

3. 安全管理 抑郁首次发作后5年内自杀率最高，因此，护士要对患者的自杀风险进行动态评估。对有自杀倾向的患者，不要刻意回避有关自杀的话题，应启发患者说出内心的真实想法，与患者共同寻找解决办法，可以动员亲属配合劝说，要让患者看到事情的多面性和多种解决办法，增强信心和勇气。对有自杀计划的患者要专人24小时监护，急症期切忌让患者独居一室，重点交接，密切观察患者言行举动，切勿在病室放危险物品。对故意掩盖自杀意图的患者要善于识别，并做好病情记录。对实施自杀的患者，要立即抢救，并通知家属。

（三）药物治疗护理

患者应坚持服药，绝对不能擅自增减药量或停药。情感性精神障碍是一种易复发疾病，以抑郁发作为例，如果抗抑郁治疗不足3个月，几乎所有患者都可能出现症状复燃。抑郁复发次数越多、病程越长，患者越容易复发，发作持续时间越长，会加重精神残疾，预后差。

（四）心理护理

与患者建立治疗性信任关系，地换位思考，理解和同情患者，接纳其病态表现，鼓励其倾诉内心痛苦。对情绪低落、自罪妄想的患者，要启发回忆过去积极、成功、高兴的事，纠正其负性认知和不良情绪，指导患者用积极的心态去面对未来。当患者诉说躯体不适减少减轻时，要及时给予鼓励和肯定，强化积极的感受。在实施自杀的患者经过抢救病情平稳后，护士要做好抢救后的心理护理，不能歧视和埋怨，要一如既往地关心患者，了解其自杀前后的心理状态，继续做好自杀风险评估，完善护理措施。

（五）健康教育

1. 帮助患者及家属认识疾病的性质、症状，正确对待疾病。

2. 告知患者及家属药物治疗的重要性，应在医生的指导下用药，不得擅自增药或减药；讲解药物不良反应的表现及处理措施。

3. 教会患者及家属早期识别复发的前兆，及时就医。

4. 帮助患者正确评价自我、过去和未来，保持乐观的心情。

第3节　双相障碍的护理

一、护理评估

（一）健康史

1. 评估患者是否属于适应不良性格，如自卑、敏感、易焦虑等。

2. 评估患者既往史、生活方式、特殊嗜好、家族史、过敏史等。

3. 评估患者情绪的情况、社交情况、对家人及周围人的态度等。

（二）精神状况

双相障碍患者典型临床表现可有抑郁发作、躁狂发作和混合发作。

1. 抑郁发作　临床表现详见本章第2节"抑郁障碍的护理"。

2. 躁狂发作　典型的临床表现是情感高涨、思维奔逸、活动增多，临床习惯称为"三高"症状，可伴有夸大观念或妄想、冲动行为等，有不同程度的社会功能损害。

（1）情感高涨　是躁狂发作时的主要症状。患者表现出超乎寻常的异常喜悦，主观体验轻松愉快甚至洋洋自得，内心幸福，无忧无虑。这种高涨的情绪与周围环境相适应，并无显著冲突，患者轻松幽默的言行也会感染周围人，特别是早期病情较轻时常不被视为异常。有的患者在情感高涨的同时表现出易激惹，患者会因为小事而大发雷霆，特别是有人对自己提出质疑、批评时勃然大怒，恶言相向甚至出现暴力行为。但持续时间较短，易转怒为喜。有的患者在病程中会以易激惹为主。通常，在患病初期以情感高涨为主，后期以易激惹为主。

（2）思维奔逸 是伴发于躁狂或轻躁狂心境的一种思维紊乱类型。其主观体验为思维迫促。特征性表现为讲话速度快，滔滔不绝；言语联想快，很容易因偶然因素或无明显理由转移或分散注意力。随心境转移增强是一个很突出的特征，常出现音联、意联。表达可能远跟不上思潮，严重时导致言语不连贯。

（3）活动增多、意志行为增强 患者主要表现为活动增多，整日忙碌不停。爱说笑，喜欢热闹，注重打扮，愿意当众表现自己，或发号施令，却往往虎头蛇尾，一事无成。缺乏判断力，挥霍钱物，无缘无故请客吃饭或是赠送物品。不负责任，对自己的家人提出无理要求或发生暴力行为。

（4）睡眠需求减少 睡眠明显减少，患者常诉"我的睡眠质量非常高，不愿把有限的时间浪费在睡眠上"，终日奔波但无困倦感，是躁狂发作特征之一。

（5）夸大观念及夸大妄想 患者思维内容多与情感高涨一致。在情感高涨的背景上，常出现夸大现象，自我评价过高，言语内容夸大，说话漫无边际，认为自己才华出众，出身名门，腰缠万贯，神通广大等，自命不凡，盛气凌人。

（6）其他症状 可有食欲增加、性欲亢进，有时则可在不适当的场合出现与人过分亲热而不顾别人的感受。体格检查可发现瞳孔轻度扩大，心率加快，且有交感神经兴奋症状等。多数患者在疾病的早期即丧失自知力。

3. 混合发作 躁狂症状和抑郁症状可在一次发作中同时出现，如抑郁心境伴以连续数日至数周的活动过度和言语迫促，躁狂心境伴有激越、精力和本能活动降低等。抑郁症状和躁狂症状也可快速转换，因日而异，甚至因时而异。如果在目前的疾病发作中，两类症状在大部分时间里都很突出，则应归为混合性发作。

（三）心理–社会状况

评估患者的病前性格特征，是否有过负性生活事件，其强度、频率、持续时间如何；评估患者社交活动有无明显增多，人际关系有无显著改变等情况；评估家庭对患者目前的状况所持态度如何。

二、治疗要点

双相障碍的治疗应遵循以下原则：①综合治疗原则。应采取精神药物治疗、物理治疗、心理治疗（包括家庭治疗）和危机干预等措施治疗。②个体化治疗原则。个体对精神药物治疗的反应存在很大差异，制订治疗方案时需要考虑患者性别、年龄、主要症状、躯体情况、是否合并使用药物、首发或复发等因素。③长期治疗原则。双相障碍几乎终生以循环方式反复发作，应坚持长期治疗原则。④应用心境稳定剂为基础治疗原则。不论双相障碍为何种临床类型，都必须以心境稳定剂为主要治疗药物。双相障碍抑郁发作时，在使用心境稳定剂的基础上可谨慎使用抗抑郁药物，特别是具有同时作用于5-羟色胺和去甲肾上腺素的药物。⑤联合用药治疗原则。根据病情需要可及时联合用药，联合用药时，应密切观察药物不良反应、药物相互作用。⑥定期检测血药浓度原则。锂盐的治疗剂量和中毒剂量接近，应定期对患者血锂浓度进行动态监测。

（一）躁狂发作

1. 药物治疗 用于躁狂发作治疗的药物，包括锂盐、丙戊酸盐、第二代抗精神病药（喹硫平、奥氮平、阿立哌唑等）。第一代抗精神病药（氟哌啶醇、氯丙嗪、奋乃静等）可作为二线选择。锂盐是治疗躁狂发作的首选药物，治疗躁狂的总有效率约为70%。临床上常用碳酸锂，既可用于躁狂的急性发作，也可用于缓解期的维持治疗。碳酸锂一般起效时间7～10天。急性躁狂锂盐治疗剂量与中毒剂量较接近，治疗中除密切观察病情变化和治疗反应外，还应动态监测血锂浓度，并根据病情、治疗反应和血锂浓度调整剂量。急性治疗期血锂浓度应维持在0.6～1.2mmol/L，维持治疗期为0.4～0.8mmol/L，血锂浓度上限不宜超过1.4mmol/L，以防锂中毒。老年患者血锂浓度不宜超过1.0mmol/L。

2. 非药物治疗 对于躁狂症状严重、存在高度自杀风险及攻击风险、伴有明显精神病性症状者，可以考虑电休克疗法。

（二）抑郁发作

抑郁发作的治疗要点详见本章第 2 节"抑郁障碍的护理"。

（三）混合发作

1. 药物治疗 双相障碍混合发作的治疗尚缺乏充分的循证证据。抗惊厥药（丙戊酸盐、卡马西平等）、锂盐和第二代抗精神病药（喹硫平、奥氮平、利培酮、阿立哌唑等）可用于双相障碍混合发作的初始治疗，若疗效不佳建议使用丙戊酸盐/锂盐联合第二代抗精神病药。

2. 非药物治疗 电休克疗法能够有效缓解混合发作患者的情感症状，尤其适用于药物治疗不佳的严重患者。联合认知行为治疗、家庭治疗、人际与社会节律治疗等社会心理干预对混合发作患者有一定获益。

三、主要护理诊断/问题

1. 营养失调：低于机体需要量 与兴奋消耗过多、摄入量减少、进食无规律有关。

2. 睡眠型态紊乱 与病情导致睡眠需要减少有关。

3. 有对他人实施暴力的危险 与易激惹有关。

4. 思维过程紊乱 与情感高涨引起认知障碍有关。

四、护 理 措 施

（一）抑郁发作患者的护理

抑郁发作患者的护理详见本章第 2 节"抑郁障碍的护理"。

（二）躁狂发作患者的护理

1. 基础护理

（1）生活护理 患者受精神症状的影响，对自己的行为缺乏判断，可能会穿着奇装异服或无暇顾及个人卫生。护士应提醒和鼓励患者自行完成有关个人卫生、衣着的活动，对其不恰当的装扮给予正确的引导和适当的限制，并及时给予表扬以强化正确的行为。

（2）饮食护理 保证营养和水分的足量摄入，给予患者高热量、高能量的食物，进餐时要防止患者抢食、暴食和噎食，必要时单独进餐。

（3）睡眠护理 为患者创造安静舒适的睡眠环境，限制患者过度活动。睡前不要做易引起兴奋的事情，必要时遵医嘱服用安眠药物。

2. 安全护理

（1）严密观察 密切监测患者，及时发现患者的病情及情绪变化。

（2）加强巡视 定时巡视，确保患者安全，防止患者出现暴力行为。

（3）安全管理 对暴力行为风险较高的患者，要对其进行动态评估，做好护理记录，护士要善于观察暴力先兆症状，采取预防性的护理措施来杜绝暴力行为的发生。当患者出现情绪激动、愤怒、威胁性言语增多时，应将其安置在隔离室，特别是墙面、地面都是软质材料的房间，提供合理宣泄途径，避免损伤破坏性行为的发生，15～20 分钟巡视一次。一旦患者发生暴力行为，护士要及时控制场面，确保护患双方的安全。暴力行为解除后要做好患者的心理护理，了解原因和患者前后的心理状态，与患者共同商讨以后的解决办法。在执行医嘱时，防止患者藏匿药物、拒服药物或乱拿药物，注意观察疗效、不良反应和患者的心理反应。

3. 心理护理　护士要与患者建立治疗性信任关系，对其活跃的思维和行为要善于因势利导，多表扬，少批评，适当发挥其积极性，让其参与一些病房活动的组织工作。与躁狂患者沟通时要善于引导谈话，防止话题分散或转移。对夸大妄想和被害妄想的患者，要根据症状的特点、性质来纠正其错误的认知，当患者陈述病态思维时，可以将自己的态度和认识告诉患者，护患双方共同商讨。

4. 健康教育　宣传坚持服药、定期复查的重要意义。指导患者与他人沟通的技巧，指导家属提供良好的家庭支持，识别复发前期或早期的症状，如失眠、白天情绪变化等，发现异常持续1周以上，应该及时送患者就诊。指导家属对患者过分的言行不必一味迁就，可以与医生保持联系，随时就诊。

✚ 医者仁心

军中"南丁格尔"为患者点亮希望之光——蔡红霞

　　截至2021年任联勤保障部队第984医院精神病科护士长蔡红霞，自从军41年以来，坚守精神卫生护理临床一线，用真情温暖万千患者。她荣获国际护理界最高荣誉"南丁格尔奖"，荣立一等功2次、二等功1次、三等功1次。蔡红霞在精神科护理岗位上一干就是几十年，在零距离照料这些患者的时候，免不了挨打被骂，但她始终做到"打不还手，骂不还口"，真诚细致地为患者服务。蔡红霞说："我选择了这个职业的同时，就已经选择了一个梦想，那就是继续帮助那些被阴霾笼罩心灵的患者重见阳光。"

📝 自 测 题

A1/A2型题

1. 抑郁发作患者的抑郁情绪波动的特点是（　　）
   A. 晨轻夜重　　　　　　B. 晨重夜轻
   C. 上午轻下午重　　　　D. 上午重下午轻
   E. 早上轻中午重

2. 患者，男性，27岁。情绪兴奋与低落反复交替发作6个多月，兴奋话多1个月，自我感觉良好，喜管闲事，不认为自己有病，但可配合治疗，最佳治疗方案是（　　）
   A. 服用碳酸锂　　　　　B. 服用帕罗西汀
   C. 电休克疗法　　　　　D. 服用丙米嗪
   E. 服用地西泮

3. 患者，男性，25岁，未婚，失眠近1年，自服多种药物均未见好转。近1个月病情加重，因每天担心睡不着觉，开始对床铺恐惧。护士评估该患者病情时，最先评估的是（　　）
   A. 引起失眠的主因　　　B. 既往健康状况
   C. 对失眠的恐惧程度　　D. 失眠时的伴随症状
   E. 服用何种药物

A3/A4型题

（4～7题共用题干）

　　患者，女性，28岁，第三次考研究生仍未被录取。近1年来出现失眠，情绪低落，整天愁眉苦脸，不敢出门。某天写下遗书，自服地西泮80多片，昏迷不醒时被家人发现，急诊住院治疗。

4. 该患者最可能的诊断是（　　）
   A. 人格障碍　　　　　　B. 反应性精神障碍
   C. 抑郁障碍　　　　　　D. 神经衰弱
   E. 精神分裂症单纯型

5. 在护理中对该患者最应该注意的问题是（　　）
   A. 外跑　　　　　　　　B. 伤人
   C. 私自藏药　　　　　　D. 再次自杀或自伤
   E. 饮食状况

6. 考虑该患者一直有自杀的念头，医生准备选择电休克疗法，首先需要（　　）
   A. 取得患者及家属的知情同意
   B. 停用所有的抗精神病药
   C. 完善辅助检查
   D. 禁饮食最少6个小时
   E. 对患者进行全面查体

7. 治疗一段时间后，患者病情明显改善，准备出院，目前有睡眠障碍的问题，护士帮助其改善睡眠的建议哪项不正确（　　）
   A. 房间温度适宜　　　　B. 睡前增加活动量
   C. 睡前喝牛奶　　　　　D. 不在床上看书
   E. 睡前不喝咖啡、浓茶

（万丛芳）

第10章
焦虑与恐惧相关障碍患者的护理

案例 10-1

　　患者，男性，32岁，已婚。因工作劳累常感疲惫半月余，突发紧张、恐惧，心前区不适，胸闷、呼吸困难，有濒死感半小时由"120"送入院。患者一年内有多次类似发作，持续数分钟便自行缓解，发作后心电图检查正常。入院检查：体温 36.5℃，血压 130/80mmHg，心率 96 次/分，呼吸 24 次/分。精神检查意识清晰，引出焦虑情绪。急诊心电图、血糖等均正常，根据病史及相关检查，诊断为惊恐障碍。给予地西泮 10mg，在有辅助呼吸支持环境下静脉缓慢推注，患者惊恐发作即刻消除。随后转入精神科进一步治疗。患者在出院后随访中 3 个月，反馈再次发作，但程度不严重。

　　问题：1. 请说出患者的主要护理诊断。
　　　　　2. 对患者采取的护理措施有哪些？

　　焦虑与恐惧相关障碍（anxiety disorder）是一组以焦虑症状群为主要临床表现的精神障碍的总称。焦虑与恐惧相关障碍的特征包括过度的焦虑与恐惧，以及相关行为紊乱，导致患者个人、家庭、社会、教育、职业或其他重要领域的苦恼和（或）损害。根据 ICD-11 和《精神障碍诊断与统计手册》（第 5 版）（DSM-5）的疾病分类，目前的焦虑与恐惧相关障碍包括：①广泛性焦虑障碍；②惊恐障碍；③场所恐惧障碍；④社交焦虑障碍；⑤特定恐惧障碍；⑥分离性焦虑障碍；⑦选择性缄默；⑧其他药物或躯体疾病所致焦虑障碍。本章主要介绍广泛性焦虑障碍、惊恐障碍、场所恐惧障碍、社交焦虑障碍和特定恐惧障碍这 5 种常见类型。

一、概　　述

（一）概念

1. 广泛性焦虑障碍（generalized anxiety disorder，GAD）　是以广泛且持续的焦虑和担忧为基本特征，伴有运动性紧张和自主神经活动亢进表现的一种慢性焦虑障碍。2019 年发布的中国精神卫生调查（CHMS）结果显示，我国精神障碍流行病学调查发现，广泛性焦虑障碍的年患病率为 0.2%，终生患病率为 0.3%，女性多于男性。广泛性焦虑障碍患者常伴有多种躯体症状，共患躯体疾病，约 72% 的患者首诊于非精神科。

2. 惊恐障碍（panic disorder，PD）　又称急性焦虑障碍，是指反复出现不可预期的惊恐发作的一种焦虑障碍。其主要特点是突然发作的、不可预测的、反复出现的、强烈的惊恐体验，可有濒死感或失控感；发作时伴有明显的心血管和呼吸系统症状，如心悸、呼吸困难、窒息感等。2019 年发布的中国精神卫生调查结果显示，我国惊恐障碍的年患病率为 0.3%，终生患病率为 0.5%。

3. 场所恐惧障碍（agoraphobia）　是指患者对多种场景（如乘坐公共交通、人多时或空旷场所等）出现明显的不合理的恐惧或焦虑反应，因担心自己难以脱离或得不到及时救助而采取主动回避这些场景的行为，或在有人陪伴和忍耐着强烈的恐惧焦虑置身这些场景，症状持续数月从而使患者感到极度痛苦，或个人、家庭、社交、教育、职业和其他重要领域功能的明显受损的一种焦虑障碍。场所恐惧障碍的患病率为 0.6%～6.0%，每年约 1.7% 的青少年和成人被诊断为场所恐惧障碍。在亚洲国家相对偏低，2019 年发布的中国精神障碍流行病学资料显示，我国场所恐惧障碍的终生患病率为 0.4%。

4. 社交焦虑障碍（social anxiety disorder，SAD） 又称社交恐惧症（social phobia），是指在一种或多种社交或公共场合中表现出与环境实际威胁不相称的强烈恐惧和（或）焦虑及回避行为。典型场合包括公开演讲、会见陌生人、在他人注视下操作，或使用公共卫生间等。社交焦虑障碍患者往往在公共场合中承受极大痛苦，精神和躯体上的焦虑症状极易使患者竭尽全力避免社交场合，严重影响其社交关系、生活质量和职业前景。社交焦虑障碍的年患病率差异较大，为0.5%～2%，美国高达8%。2019年发布的中国精神障碍流行病学资料显示，我国社交焦虑障碍的年患病率为0.4%。

5. 特定恐惧障碍（specific phobia） 是一种对某种特定物体或场景产生强烈、持久且不合理的恐惧，害怕随之而来的后果，并对恐惧的物体或场景主动回避，或者带着强烈的害怕和焦虑去忍受的一种焦虑障碍。恐惧的对象包括动物（如犬、蜘蛛、昆虫）、自然环境（如高处、雷鸣、水）、情境（如飞机、电梯、封闭空间），其他对象包括血液、疾病、窒息等，患者害怕的物体或场景可能是一种，也可能是几种合并出现。全球特定恐惧障碍的终生患病率为3%～15%，其中以动物恐惧症及高度恐惧症最为常见。2019年发布的中国精神障碍流行病学资料显示，我国特定恐惧障碍的年患病率为2.0%。

（二）病因及发病机制

目前形成焦虑与恐惧相关障碍的病因和发病机制仍不明确，涉及生物学、心理和社会因素。

1. 生物学因素 包括遗传、生物节律、下丘脑-垂体-肾上腺轴功能失调、神经递质平衡失调等。

2. 心理因素 包括童年经历、性格特点、生活事件等。

3. 社会因素 包括社会文化、生活节奏、经济状况等。

4. 与焦虑障碍相关的危险因素 包括焦虑障碍家族史，童年期焦虑障碍病史，童年期不良的养育方式，应激性或创伤性生活事件，女性，离异，丧偶，失业，经济困难，共病精神障碍（尤其抑郁障碍）等。

二、护理评估

（一）健康史

1. 评估患者发病的时间、具体表现、有无诱因、就医经过等。

2. 评估患者既往健康状况，有无精神疾病史及家族史。

3. 评估患者生长发育过程如何，女性患者还要评估月经史和生育史，有无躯体器质性疾病。

4. 评估患者家庭环境，成长经历，有无经历应激性生活事件。

（二）精神状况

1. 广泛性焦虑障碍 起病缓慢，可与一些心理社会因素有关，尽管部分患者可自行缓解，但多表现为反复发作，症状迁延，病程漫长者社会功能下降。

（1）精神性焦虑 精神上的过度担心是焦虑症状的核心。表现为对未来可能发生的、难以预料的某种危险或不幸事件经常担心。有的患者不能明确意识到担心的对象或内容，而只是一种提心吊胆、惶恐不安的强烈内心体验，称为自由浮动性焦虑。患者担心的是现实生活中可能将会发生的事情，但其担心、焦虑和烦恼的程度与现实很不相称，称为预期焦虑。警觉性增高可表现为对外界刺激敏感，易出现惊跳反应；注意力难以集中，易受干扰，难以入睡，睡中易惊醒，易激惹等。

（2）躯体性焦虑 表现为运动性不安与肌肉紧张。运动性不安可表现为搓手顿足、不能静坐、不停地来回走动、无目的小动作增多。肌肉紧张表现为主观上的一组或多组肌肉不舒服的紧张感，严重时有肌肉酸痛，多见于胸部、颈部及肩背部肌肉，紧张性头痛也很常见，有的患者可出现肢体的震颤，甚至语音发颤。

（3）自主神经功能紊乱 表现为心动过速、胸闷气短、头晕头痛、皮肤潮红、出汗或苍白、口干、吞咽梗阻感、胃部不适、恶心、腹痛、腹胀、便秘或腹泻、尿频等症状。有的患者可出现早泄、勃起功能障碍、月经紊乱、性欲缺乏等症状。

2. 惊恐障碍　其特点是莫名突发惊恐，随即缓解，在发作间隙期患者日常生活基本正常，但对惊恐发作有预期性焦虑，可出现回避行为。

（1）惊恐发作　患者在无特殊的恐惧性处境时，突然感到一种突如其来的紧张、害怕、恐惧感，此时患者伴有濒死感、失控感、大难临头感；患者肌肉紧张，坐立不安，全身发抖或全身无力；常常有严重的自主神经功能紊乱症状，如出汗、胸闷、呼吸困难或过度换气、心动过速、心律不齐、头痛、头昏、四肢麻木和感觉异常等，部分患者可有人格或现实解体。惊恐发作通常起病急骤，终止迅速，通常持续20～30分钟，很少超过1小时，但不久可突然再发。发作期间患者始终意识清晰。

（2）预期焦虑　患者在发作后的间歇期仍心有余悸，担心再发和（或）担心发作的后果，不过此时焦虑的体验不再突出，而代之以虚弱无力，需数小时到数天才能恢复。

（3）回避行为　60%的患者对再次发作有持续性的焦虑和关注，害怕发作产生不幸后果。出现与发作相关的行为改变，如回避工作或学习场所等。

3. 场所恐惧障碍　其临床特征具备恐惧障碍的共同特点：①恐惧的对象存在于客观环境中；②焦虑、恐惧情绪指向特定的物体或场所；③焦虑、恐惧的程度与现实威胁不相符合；④回避是缓解焦虑、恐惧的主要方式；⑤患者能够认识到恐惧的不合理性，但又不能控制。

场所恐惧障碍患者置身于难以迅速离开或逃离的地点及场景时出现的恐惧或焦虑，可同时伴有惊恐发作或惊恐发作样症状。患者害怕的特定场所或场景包括：①公共交通工具，如拥挤的船舱、火车、地铁、汽车、飞机等；②开阔的场所，如空旷的广场、公园、停车场、桥梁等；③封闭的场所，如火车站、商场、剧院、电影院、餐馆等；④站着排队或人多拥挤的场所；⑤独自离家外出，患者因害怕在上述场景中出现惊恐样发作得不到救助、不能从所处的场景中逃离，或因身体失能及身体上的症状而导致的窘状等而采取回避行为或其他适应功能不良行为（如不敢独自外出或旅行）。为此，患者感到焦虑、紧张不安，出现头晕、心悸、胸闷、出汗等自主神经系统症状。有的患者可克服这种困境，但仍感到恐惧、痛苦。在有人陪伴的情况下，患者的焦虑、恐惧的程度会有所减轻。因此会越来越依赖他人的陪伴，有些患者由此而常常把自己困在家里，不敢出门，影响其社会功能。常常有期待性焦虑，持续地恐惧下一次发作的可能置身的场合和后果。恐惧的程度可以是焦虑不安，此时称场所恐惧不伴惊恐发作；而恐惧达到惊恐发作时称为场所恐惧伴惊恐发作。长期患病可共病抑郁障碍、酒精等物质滥用。

4. 社交焦虑障碍　核心症状是显著而持续地担心在公众面前可能出现丢丑或有尴尬的表现，担心别人会嘲笑、负性评价自己，在别人有意或无意的注视下，患者就更加拘束、紧张不安，因此常常回避社交行为。

（1）成人主要表现为对社交场合的回避及脸红、出汗、心跳加速等躯体症状。

（2）儿童及青少年主要表现为回避社交活动或情境，包括在他人面前说话或表演、结识新儿童、与教师等权威人物交谈或以任何方式成为关注的焦点等。社交焦虑障碍儿童的社交技能并不一定差，但由于焦虑症状，患者可能会在社交方面表现得很笨拙，如说话较少、声音小或者犹豫不定。

（3）部分患者可能通过物质滥用来缓解焦虑而最终导致物质依赖，特别是酒精依赖。

5. 特定恐惧障碍　主要表现为患者暴露于一个或多个特定物体或情境时会产生强烈的恐惧或焦虑，这种恐惧或焦虑与实际危险及社会文化环境不相符，患者会积极回避这些物体或情境，如果不能成功回避则会产生强烈的恐惧或焦虑。根据不同的恐惧性刺激，可伴有不同躯体反应，如心跳加速、出汗、战栗、呼吸急促、头晕等，而血液-注射-损伤型的恐惧症个体表现为血管迷走性晕厥，先出现心跳加速、血压上升，随后表现为心跳缓慢、血压下降，甚至晕厥。这种恐惧症状可持续数月并且给患者带来临床意义的痛苦，导致个人、家庭、社交、教育、职业或其他重要功能方面的严重痛苦或损害。

（三）心理-社会状况

1. 评估患者的受教育程度、职业、社会交往技能、行为自控能力、生活方式、家庭教养方式、经济状况及社会支持系统等；患者学习、工作效率是否降低。

2. 患者是否极力回避所害怕的物体或情景，有无不敢出门的特点，有无长期感到紧张、坐立不安、做事有无心烦意乱，或有无突然出现强烈的恐惧感等。

三、治疗要点

焦虑与恐惧相关障碍的治疗原则强调全病程、综合治疗。全病程治疗包括急性期治疗、巩固期治疗和维持期治疗三个时期。药物治疗和心理治疗的综合应用是获得最佳治疗效果的方法。

1. 药物治疗　急性期以缓解或消除焦虑症状及伴随症状，提高临床治愈率，恢复社会功能，提高生活质量为目标，常用药物包括抗抑郁药、抗焦虑药、苯二氮䓬类药等。焦虑障碍是一类慢性疾病，患病时间长、复发率高，对患者日常生活质量影响大，在临床症状缓解后需要巩固治疗，世界各国指南推荐焦虑障碍的药物维持治疗至少1～2年。

2. 心理治疗　包括认知行为治疗、支持性心理治疗、精神动力治疗等。维持治疗中需要加强心理治疗，以便患者有良好的心理素质，减少复发。

 链 接　广泛性焦虑障碍的综合管理

广泛性焦虑障碍是一种高复发性精神障碍，需要全程、综合性治疗。精神科医生的专业指导，心理治疗师/咨询师的协助，综合医院医务人员、社区卫生人员、社会工作者的帮助，对广泛性焦虑障碍患者的康复有非常重要的作用。建议患者加强自己擅长的社会活动，培养兴趣爱好。除此以外，全社会加强心理健康科普、缓解工作生活压力、倡导健康的生活方式，对广泛性焦虑障碍患者的康复也至关重要。

四、主要护理诊断/问题

1. 营养失调：低于机体需要量　与焦虑、食欲差有关。

2. 睡眠型态紊乱　与焦虑引起的生理症状有关。

3. 有对他人/自己实施暴力的危险　与焦虑、抑郁等有关。

4. 恐惧　与对某物体或情景不合理的害怕或无法控制恐惧有关。

5. 焦虑　与缺乏疾病知识、不愉快的观念反复出现有关。

6. 慢性疼痛或急性疼痛　与自主神经功能紊乱有关。

7. 自我认同紊乱　与缺乏自信、角色功能改变有关。

8. 社会交往障碍　与缺乏自信、依赖心理、回避行为有关。

9. 应对无效　与焦虑、恐惧而无力应对压力情境有关。

五、护理措施

（一）基础护理

1. 生活护理　患者可能因躯体不适的症状、情绪抑郁等忽视个人卫生，指导或协助患者做好日常个人卫生；对生活不能自理的患者要做好晨晚间和日常生活护理。

2. 饮食护理　患者可能会有食欲减退、体重下降等情况，其原因可能是抑郁、焦虑等负性情绪和胃肠不适、便秘、腹胀等躯体不适。因此，护士要对患者进行解释，使患者能有正确的认识，鼓励患者进食，帮助患者选择易消化、营养丰富和色香味俱佳的食物。

3. 睡眠护理 评估导致患者睡眠障碍的原因并采取有效的护理措施：①合理地安排作息时间，养成良好的睡眠习惯，减少白天睡眠时间，鼓励患者参加文娱治疗活动。②营造良好的睡眠环境，室内空气清新，光线柔和，温湿度适宜。③睡前应避免过度紧张或兴奋，不饮用兴奋性饮料，如咖啡、浓茶。④教会患者促进入睡的方法，如用温水泡脚等。

（二）安全护理

焦虑与恐惧相关障碍患者可引起继发性情绪低落，可能会出现自伤，甚至自杀行为，要加强预防，为患者提供安静、舒适、安全的治疗环境，减少外界刺激，避免环境中的危险品及其他不安全因素。

（三）惊恐发作的护理

在患者发病时，护士应沉着、冷静，立即让患者脱离应激源或改变环境，同时将患者和家属分开或隔离，以免相互影响，加重病情，并明确告诉患者，发作不会危及生命，病情一定能控制。对于急性期患者，要陪伴在身边，态度和蔼，耐心倾听，对其表示理解和同情，并给予适当的安抚。鼓励患者用可控制和接受的方式表达焦虑、激动，允许患者自我发泄。当患者的焦虑反应表现为挑衅和敌意时，应适当限制，并针对可能出现的问题预先制订相应的处理措施。对于坐立不安、不愿独处又不愿到人多处的患者，应该尊重其选择，尽量创造有利于治疗的环境，允许患者保留自己的私人空间和注意保护其隐私，必要时专人陪护。间歇期教会患者放松技术、参加生物反馈治疗，适当应用药物，避免再次发作，同时做好家属工作，争取家庭和社会的理解及支持。

（四）药物治疗护理

用药前详细地向患者及家属介绍所用药物的药名、作用与不良反应，减轻患者焦虑，保护患者的知情权，减少不必要的护患纠纷。同时指导患者主动服药，服药后注意加强观察药物的疗效及不良反应。

（五）心理护理

1. 建立良好的护患关系 以真诚、理解、接纳的态度对待患者。当患者述说躯体不适时，要耐心倾听，并认真进行体格检查，不要轻易否定症状的存在。因为对患者而言，其症状是真实的，并非自己可以控制的。选择适当的时机，结合正常的检查结果，使患者相信其不适并非器质性病变所致。

2. 鼓励患者表达自己的情绪和不愉快的感受 当患者表达自己的情绪和感受时，有助于释放内心的焦虑。护士要态度和蔼，注意倾听患者的心声，提问要简单，着重当前问题。对不太合作的患者，护士应耐心等候，给患者足够的时间以作调整，以温和的态度面对，或选择合适的时机再询问；患者愿意诉说时，要及时给予鼓励，逐步深入，帮助患者识别自己的焦虑情绪。此后，再逐步引导接受自己的负性情绪，共同寻找出负性情感发生前有关的事件，进一步探讨应激源和诱因。帮助患者认识自己的负性情绪，也有利于护士发现患者的心理问题，制订相应的护理措施。

3. 与患者共同探讨与疾病有关的应激源及应对方法 提供环境和机会让患者学习、训练新的应对技巧，加强患者控制紧张、焦虑等负性情绪的技巧，帮助患者消除应激，使其相信该病有治愈的希望。有技巧地协助患者将话题从身体症状转移到目前生活的境遇中，协助患者找出相关的应激源和诱发因素。同时，最重要的是帮助患者认识过去习惯性的应对方法，对成功有效的给予肯定，并鼓励患者学习新的应对方法。这不仅有利于患者正确认识和对待疾病，接受和应付不良情绪，也有利于让患者在与护士交谈中了解自己的病因，增强对应激事件的认知能力。反复强化患者对自己能力和优势的认可，忽略其缺点和功能障碍；鼓励患者敢于面对症状，提供可能解决问题的方案，并鼓励和督促实施。提高患者的自信心，消除不安全感，积极配合治疗，有利于早日康复。

4. 协助患者获得社会支持 帮助患者认清现有的人际资源，扩大社会交往的范围，使患者的情绪需求获得更多的满足，并可防止或减少患者使用身体症状来表达情绪的倾向。同时，协助患者和家庭维持正常的角色行为。做好家属工作，争取家庭和社会的理解与支持。护士应协助分析患者可能的家庭困扰，确认正向的人际关系，并对存在的困扰进行综合分析，寻求解决方法，如夫妻治疗或家庭治疗等，还可鼓励患者发展新的社会支持系统。

5. 帮助患者学会放松技术 如慢跑、深呼吸、静坐、听音乐、练气功、打太极拳，也可利用仪器设备训练肌肉放松等。

（六）健康教育

1. 对患者 指导患者认识到个性特点与疾病的关系，使患者对焦虑障碍的发作有正确认识，消除模糊观念引起的焦虑、抑郁，纠正错误观念。教会患者学会正确处理问题的方法，学会处理人际关系，调整不良情绪增强心理承受和适应能力。

2. 对家属 指导家属了解疾病相关知识，使家属理解患者的痛苦和困境，配合治疗护理，既要关心和尊重患者，又不能过分迁就或强制，帮助患者合理安排生活、工作，恰当处理与患者的关系，减少不良因素的刺激，并要做好患者出院后的心理照护，教会家属帮助患者恢复社会功能，防止复发。

自 测 题

A1/A2型题

1. 关于惊恐障碍的症状一般不包括（　　）
   A. 回避行为　　　　　　B. 缺氧
   C. 恐惧　　　　　　　　D. 预期的焦虑
   E. 自主神经功能紊乱

2. 关于广泛性焦虑障碍的叙述，正确的是（　　）
   A. 焦虑发作是先天的对可怕情景的条件反射
   B. 焦虑是害怕某些环境刺激所形成的条件反射
   C. 女性患病率明显低于男性
   D. 发作时紧张程度与现实环境相符
   E. 焦虑人格特质与遗传无关

3. 患者，女性，38岁，以广泛性焦虑障碍入院。广泛性焦虑障碍的症状不包括（　　）
   A. 坐卧不安　　　　　　B. 出汗、心跳加快
   C. 尿频、尿急　　　　　D. 莫名恐惧
   E. 濒死感

4. 对焦虑障碍患者生命安全威胁最大的因素是（　　）
   A. 自杀、自伤倾向　　　B. 药物不良反应
   C. 暴力行为冲动　　　　D. 噎食
   E. 特殊治疗的并发症

5. 常规治疗焦虑障碍的药物不包括（　　）
   A. 地西泮　　　B. 咪达唑仑　　　C. 阿普唑仑
   D. 劳拉西泮　　E. 奋乃静

6. 患者，女性，17岁，诊断为广泛性焦虑障碍。患者整日处于惶恐不安中，感觉"太难受了"，有自杀企图，正服用苯二氮䓬类药物治疗。目前最重要的护理措施是（　　）
   A. 观察药物不良反应
   B. 保护患者安全，降低焦虑程度
   C. 改善睡眠环境
   D. 深入了解引发患者焦虑的来源
   E. 鼓励患者参加文娱治疗活动

7. 患者，男性，68岁。1年前被诊断为广泛性焦虑障碍，常因小事发脾气。护士下列言语不当的是（　　）
   A. "您能谈谈您的焦虑感受吗？"
   B. "请您在我的指导下进行放松。"
   C. "您是因为胃溃疡可能癌变才觉得焦虑吗？"
   D. "下面我给您介绍一下焦虑症的性质。"
   E. "我们可以想一些办法来缓解身心不适。"

（刘全荣）

第11章
强迫及相关障碍患者的护理

案例 11-1

　　李某，女性，25岁，未婚。性格内向，不善言辞，与他人交谈时声音表情羞涩，做事古板。毕业工作后做事一板一眼，不苟言笑，物品必须放置在固定位置，办公桌上必须一尘不染。后来患者经常在看见或听到"和平"二字时，马上想起"战争"二字；看见或听到"安全"二字时，便想到"危险"二字。李某认为自己这些症状不正常而就诊。既往体健，无精神疾病史。

　　问题： 1. 请说出患者的主要护理诊断。

　　　　　　2. 对患者采取的护理措施有哪些？

第1节　强迫症患者的护理

一、概　　述

　　强迫症（obsessive-compulsive disorder，OCD），这类疾病在精神障碍中以病因复杂、表现形式多样、病程迁延为突出特点。

　　《精神障碍诊疗规范（2020年版）》指出世界范围内报告的强迫症终生患病率为0.8%～3.0%。国内报告的强迫症时点患病率为0.1%～0.3%，终生患病率为0.26%～0.32%。强迫症有两个发病高峰期，即青少年前期和成年早期，多发病于19～35岁，至少1/3的患者在15岁以前起病。儿童强迫症的患病率为2%～4%，多起病于7.5～12.5岁。儿童强迫症的男女比例为3∶2，但从青春期开始，男性和女性患病率基本相当。

（一）概念

　　强迫症是一种以反复、持久出现的强迫思维和（或）强迫行为为基本特征的精神障碍。强迫思维是以刻板的形式反复进入患者意识领域的表象或意向，强迫行为则是反复出现的刻板行为或仪式动作。患者明知这些思维和（或）动作没有必要但却无法控制、无法摆脱而痛苦、焦虑。

（二）病因及发病机制

　　强迫症与遗传因素、神经生物学基础、个性特征、心理社会因素、环境因素均有关。

　　1. 遗传因素　强迫症患者的家系遗传，双生子遗传和基因关联研究均一致认为强迫症同遗传关系密切。

　　2. 神经生物学基础　早有证据表明强迫症有特定的神经解剖学基础。有人提出纹状体，尤其尾状核是强迫症的原发病理部位，皮质-纹状体-丘脑-皮质环路是强迫症发生的神经解剖学结构基础。

　　3. 个性特征　个性与强迫症有密切关系。这类患者人格特点有追求完美，胆小怕事，办事犹豫不决、古板、固执、墨守成规等。

　　4. 心理社会因素　是一种诱发因素，长期的精神因素，如学习工作压力大、家庭关系紧张，突发事件导致剧烈的心理冲突和突然打击，均可诱发本病。

二、护理评估

（一）健康史

1. 现病史 本次发病的诱因、表现、持续时间、诊断和治疗情况，对生活、工作、学习的影响情况等。

2. 既往史 既往疾病史，以及发病时的情况、治疗情况等。

3. 个人生活史 母亲孕期及分娩期有无异常，个人成长情况，智力及学习情况。

4. 家族遗传史 患者两系三代以内是否有人患同性质的精神障碍。

（二）精神状况

强迫症的基本症状包括强迫观念和强迫行为，严重程度差异很大。

1. 强迫观念（obsession） 以刻板的形式一次又一次进入个人心灵的观念、表象或冲动。几乎总是令人不快的，而受检者经常徒劳地努力加以抵制。但不管怎样，受检者仍将其认作自己的思想。有时表现为犹豫不决地、无休止地在两种选择之间权衡，伴有不能对琐碎但必要的日常小事做决定。强迫观念是本症的核心症状，最为常见。

（1）强迫性穷思竭虑 患者对一些常见的事情、概念或现象反复思考，刨根问底，明知毫无现实意义但不能自控。如反复思考："为什么1+2=3？""鹦鹉为什么会说话？""为什么要有夏天与冬天？"。

（2）强迫思维 是以刻板形式反复闯入患者头脑中的观念、表象或冲动思维，它们几乎总是令人痛苦的，内容常常为暴力、猥亵或毫无意义。患者往往试图抵制，但不成功。虽然这些思维并非自愿且令人反感，但患者认为它是属于自己的。

（3）强迫联想 患者头脑中出现一个词或看到一句话便不由自主地联想起另一个相反的词或词句，如看到"白"，马上就联想到"黑"等，如看到"干净"，脑中马上出现"脏"等，又称之为强迫对立性思维。

（4）强迫回忆 患者对于经历过的事不由自主地反复在头脑中出现，不能摆脱，感到苦恼。

（5）强迫怀疑 患者对自己言行的正确性、可靠性反复产生怀疑，需反复检查、核验；明知毫无必要，但无法摆脱。如怀疑门窗是否关好，电线是否拔掉等。

（6）强迫意向 患者体验到一种强烈的内在冲动要去做某种违背自己意愿的事情，患者知道这种冲动是非理性的、荒谬的，故努力克制，但内心却无法克制冲动，实际上一般不会转变为行动。如看到开水就想去摸；一站到桥上就想跳下去等。

2. 强迫行为（compulsion） 个体认为不必要的、想要控制而又难以抗拒的，重复出现的、刻板的仪式化动作或行为，往往继发于强迫观念。

当患者无法控制自身强迫观念，将其转化为动作和行为时，则产生强迫动作和行为。强迫行为是指强迫症患者这种行为通常被患者认为是无意义的或无效的，且反复企图加以抵抗，导致明显焦虑。虽然强迫行为并不是为了获得快感，但是可以使焦虑或痛苦暂时缓解。对于病程漫长的患者，抵制可能十分微弱。强迫行为有的为外显性的，为能看得见的一些仪式或行为；有的则较为隐匿，如默默计数或祷告；有的为了消除强迫思维而用另外一种思维来抵抗或消除。从根本上讲，这些行为既不能给人以愉快，也无助于任务完成。

（1）强迫询问 患者常常不相信自己所见所闻，为了消除疑虑或穷思竭虑带来的焦虑，常反复询问家人、朋友、医生等，以获得他人的解释与保证。如反复询问自己言行是否合适。

（2）强迫检查 多为减轻强迫怀疑引起的焦虑而采取的行为。常表现为反复检查门窗、煤气是否关好，电源插头是否拔掉，钱财是否算错等，严重者可检查数十遍。

（3）**强迫洗涤**　多源于患者害怕受到细菌、毒物污染这一强迫观念而表现为反复洗手、洗澡、洗衣物、洗餐具、消毒家具等。明知没有必要，但是控制不住，往往花费大量的时间和精力。有的患者因洗涤时间过长，应用洗涤品过多而造成皮炎。

（4）**强迫性仪式动作**　多是患者为了对抗某种强迫观念所引起的焦虑而逐渐发展起来的一套复杂的仪式化程序。行必如此，稍有偏差或被打断，即需从头来过，否则就会紧张、焦虑不安。强迫计数也属仪式动作，如进入某个建筑物前必先数清其台阶的数量；某学生进入宿舍后必须左转三圈、再右转三圈，否则必须重新进门。这些仪式程序对他们来说往往象征着吉凶祸福，或逢凶化吉等意义。强迫性仪式动作可占去患者一天中数小时，还可伴有明显的犹豫不决和行事迟缓。

（5）**强迫计数**　患者对数字发生了强迫观念，整日沉浸于无意义的计数动作中，即使对偶然碰到的电话号码、汽车牌号等都要反复默记，或反复不断地数台阶、窗格、楼梯，浪费了大量时间而不能自控。

3. 回避行为　患者通常采用回避行为、中和或随意的形式以减轻焦虑，故患者通常回避会诱发强迫思维和强迫行为的人、地点及事物。疾病严重时，回避可能成为最受关注的症状。因为治疗使患者更多地暴露在诱发强迫症状的环境中，治疗过程中随着回避行为的减少，强迫行为可能增加。

4. 其他　强迫症患者除出现强迫观念和行为外，患者对强迫症状感到苦恼，不愿忍受这种情况，往往还伴有焦虑、抑郁、惊恐发作、厌恶感等。强迫洗手的患者常常可见双手皮肤受损。

（三）心理–社会状况

1. 心理功能方面　评估患者人格特征，心理状态，做事是否要求完美，对应激的心理应对方式，有无明显的人格缺陷特征。

2. 社会功能方面　主要评估患者的人际交往能力、学习、工作和生活能力等。

3. 家庭与环境方面　评估患者幼年时所受的教育、生活环境、教养方式、家庭经济状况、婚姻状况、子女情况、工作学习环境、直系亲属心理、生理健康状况；评估患者个人及社会的支持系统是否良好。

三、治疗要点

（一）药物治疗

药物治疗是强迫症的最主要治疗方法之一。具有抗强迫作用的药物有选择性5-羟色胺再摄取抑制剂（SSRIs），如氟西汀、氟伏沙明、舍曲林、帕罗西汀、西酞普兰等；三环类抗抑郁药物，如氯米帕明等。其中，选择性5-羟色胺再摄取抑制剂是目前的一线治疗药物，氯米帕明因不良反应限制了其应用。由于强迫症呈慢性病程，容易复发，因此其治疗原则是全病程治疗。一般来说，强迫症的治疗应包括急性期治疗、巩固期治疗和维持期治疗三个阶段。

1. 急性期治疗　一般建议急性期治疗10～12周，治疗药物应从推荐的一线药物中选择。多数患者治疗4～6周后会有显著效果，有些患者10～12周方有改善。

2. 巩固期与维持期治疗　急性期治疗效果显著者，可进入为期1～2年的巩固期和维持期治疗。研究表明持续治疗能减少患者的复发。完成维持期治疗的患者，经系统评估后可考虑逐渐减药，每1～2个月减掉药物治疗剂量的10%～25%，并严密监测停药反应和疾病是否复发。如症状波动，则加回到原来的治疗剂量，延长维持治疗时间。

（二）心理治疗

强迫症的发病与病前性格、自幼生活经历、社会心理因素及精神创伤等密切相关，单靠药物治疗往往很难达到令人满意的效果，因而需要辅以适当形式的心理治疗。目前强迫症的主要心理治疗方法有行为疗法、精神分析疗法、认知疗法、认知行为疗法、森田疗法和支持性心理治疗等。

暴露和反应预防是治疗强迫障碍有效的行为治疗方法。暴露疗法是使患者面对引起焦虑的物品和环境；反应预防要求患者推迟、减少甚至放弃能减轻焦虑的行为，如缩短洗手时间，减少洗手频度，甚至放弃洗手。在实施治疗时，首先应对患者进行疾病教育，提高患者信心，使其依从治疗计划。此疗法应结合家庭治疗，因而对患者家庭成员的教育和支持鼓励十分重要，他们是监督患者完成家庭作业最重要的人选，而且家庭治疗有助于减少人际系统中对症状起到维持作用的因素。起初治疗者和患者须制订一个特别的激发焦虑的计划，通过会谈在治疗室内指导患者如何去做，以后通过家庭作业让患者单独去做，逐步增加难度，并在实施的过程中评估患者的反应和认知治疗的效果。有效的暴露疗法和反应预防一般需12次会谈和长时间的家庭作业。

另外森田疗法，其原理是"顺其自然"来缓解紧张、强迫的心理压力，不苛求自己，顺其自然，该怎么办就怎么办，做了以后就不要再去想，也不要去评价和议论。这种不把自己的强迫观念和强迫行为当成异常行为，不采取排斥、压抑而是使用"随它去"的调节方式，可以大大缓解患者内心的冲突与对立，从而达到消除强迫症状的目的。

📱 链 接　强迫症的综合管理

面向公众和基层全科医生的强迫症相关知识教育可以帮助缓解患者的病耻感，提高人群对强迫症及其表现的知晓率，增加就诊率。针对有易感性的个体，如过去两年内存在持久的心理冲突、强迫型人格特征（做事过分追求完美、缺乏安全感、责任感过强、过于谨小慎微）、儿童青少年有过抽动症状、高焦虑水平的人群，应尽早进行心理干预和定期评估。不同病期内，应积极进行药物治疗和心理治疗，争取提高生活质量和社会功能。

四、主要护理诊断/问题

1. 睡眠型态紊乱　与疾病引起的严重焦虑有关。

2. 有皮肤完整性受损的危险　与反复洗涤有关。

3. 有对自己实施暴力的危险　与悲观和绝望感有关。

4. 个人应对无效　与强迫行为、强迫观念有关。

5. 焦虑　与患者强迫症状不可自控有关。

6. 社会交往障碍　与强迫行为和回避行为有关。

7. 知识缺乏　与缺少强迫症知识有关。

五、护 理 措 施

（一）基础护理

1. 饮食护理　根据病情，为患者提供易消化、营养丰富、色香味良好的食物；创造整洁、舒适的进食环境，采用合适的进食方式，保证患者良好的营养状态。

2. 睡眠护理　评估患者的睡眠情况、睡眠障碍的原因，为患者创造良好的睡眠环境，避免睡前兴奋，可做一些促进睡眠的活动。针对患者的睡眠问题，采取相应的睡眠护理措施，必要时遵医嘱给予药物辅助睡眠。

3. 皮肤护理　强迫洗涤严重的患者会出现皮肤破损，故应每日对患者的皮肤进行详细、认真的评估。了解皮肤损伤程度，做好交班记录。指导患者使用性质温和、对皮肤刺激较小的洗涤用品。为患者制订每日的活动计划，鼓励患者多参加活动，分散注意力，尽可能减少患者在有水的地方停留过长时间，以减少患者洗涤的次数和时间。

4. 生活护理　患者可能因仪式动作、强迫行为等导致生活自理能力下降，护士应耐心协助患者做好口腔、头发、皮肤等卫生护理。

（二）安全护理

患者由于存在多种强迫症状和观念，为此感到抑郁，内心较为痛苦。护士应密切观察患者情绪变化，及时疏导和安慰，保护患者和他人不受伤害。对自身伤害严重时，立即给予制止，对伤害部位及时进行相应处理。

（三）药物护理

在用药之前详细地向患者及家属介绍所用药物的药名、作用与不良反应，这样可以减轻患者焦虑，同时也是保护患者的知情权。同时指导患者主动服药，培养患者用药的主动性，建立对自己医疗行为的责任感。服药后注意加强观察药物的疗效及不良反应。

（四）心理护理

护士应注重强迫症患者的心理护理，以友善、真诚、支持、理解的态度对待患者，鼓励患者表达自己的想法和不愉快的感受。在与患者交流时，护士应态度和蔼、语速适中、简单明了，让患者感到自己的痛苦能得到理解和尊重，从而建立良好的护患关系。避免使用中伤的语言和粗暴的行为去制止患者的强迫动作和行为。

（五）回避行为的护理

强迫症患者回避诱发强迫症状的人、地点及事物，久而久之使自己回避社会与社交，产生退缩行为。此时，护士应鼓励其循序渐进地接近所回避的人、地点及事物，必要时护士可陪同其前往。

（六）健康教育

根据患者的人格特征、人际关系、家庭关系、处事风格等情况来进行个体化的健康指导，帮助患者认识自身个性上的弱点，指导患者进行自我调整，减少诱发因素的刺激，从而控制强迫症的发作。同时要让患者及家属认识到强迫症的发生与过分要求严格、追求完美的人格特征有关，鼓励患者积极参加各种活动，培养兴趣爱好，树立正确的生活理念。

第 2 节　疑病障碍患者的护理

一、概　　述

疑病障碍（hypochondriasis）在 DSM-5 中被称为"疾病焦虑障碍"。在 ICD-10 及 DSM-5 中，疑病障碍均被视为躯体形式障碍的一种亚型。ICD-11 认为疑病障碍的症状符合强迫相关障碍中的核心特征，即反复出现的认知及行为特征。此外，疑病障碍与"强迫及相关障碍"之间在任务相关的神经激活类型方面存在相似之处，因此将其归入"强迫及相关障碍"中。

（一）概念

疑病障碍是一种以担心或相信患有一种或多种严重躯体疾病的持久的先占观念为特征的精神障碍。此先占观念往往建立在对一个或多个躯体症状或体征的错误解释之上。患者反复就医，各种医学检查阴性结果和医生的解释或保证均不能打消其疑虑，仍坚持己见。多数患者起病缓慢，病程持久；少数患者在重大生活事件后亚急性起病，特别是存在明显的身体健康问题诱因。

（二）病因及发病机制

本病的发病机制目前尚不明确，生物学因素、心理社会因素、情绪障碍、人格特点、躯体疾病均容易促发本病。

1. 个性特征 孤僻、内向，对周围事物缺乏兴趣；过分关注来自躯体的各种感觉，常有异常感觉体验，具有自恋倾向的人格特征，可成为疑病障碍发病的人格基础。同时，易激惹、紧张和焦虑等气质特点在疑病者身上也较为常见；有的患者易受与健康相关的暗示，而有些则较固执。

2. 社会心理因素 错误的传统观念、父母过度保护、对疾病态度和方式是发生疑病障碍的易感因素。患者常夸大正常的感觉，对思想、情绪引起的躯体症状做出不当解释，导致躯体形式障碍。

3. 遗传因素 家族遗传研究尚无定论。已有一个家族多个成员同时患病的报道，这些成员均有相同的人格特点。

二、护理评估

（一）健康史

1. 现病史 本次发病的诱因、表现、持续时间、诊断和治疗情况，对生活、工作、学习的影响情况等。

2. 既往史 既往疾病史，以及发病时的情况、治疗情况等。

3. 个人生活史 母亲孕期及分娩期有无异常，个人成长情况，智力及学习情况。

4. 家族遗传史 患者两系三代以内是否有人患同性质的精神障碍。

（二）精神状况

疑病障碍患者对自身健康过分担心，反复纠缠于身体健康和疾病而无法解脱，甚至出现焦虑、抑郁情绪。正常的感觉被患者视为异常，患者对患病的坚信程度及对症状的侧重，在每次就诊的时候常有所不同。患者反复就医，常常携带大量的就诊记录及检查报告，过分细致地述说自己的病史而不易被打断。患者总是拒绝接受多位不同医生关于其症状并无躯体疾病的忠告和保证，并频繁更换医生求证；害怕药物治疗。各种医学检查阴性结果和医生的解释，均不能打消患者疑虑，甚至怀疑检查医生的临床水平。

（三）心理-社会状况

1. 心理功能方面 评估患者个性特征、心理状态，评估有无相应的诱发因素。

2. 社会功能方面 主要评估患者的人际交往能力、学习、工作和生活能力等。

3. 家庭与环境方面 评估患者幼年时所受的教育、生活环境、教养方式、父母对疾病的态度、家庭经济状况、婚姻状况、子女情况、工作学习环境、直系亲属心理、生理健康状况；评估患者个人及社会的支持系统是否良好。

三、治疗要点

本病以心理治疗为主，药物治疗为辅。

1. 心理治疗 心理治疗的目的是让患者了解所患疾病的性质、祛除或减轻心理因素的影响，有效措施包括纠正疑病的错误观念、控制检查行为、鼓励患者以建设性的方式应对症状，对患者的反复安慰、保证帮助不大。心理治疗包括认知行为治疗、支持性心理治疗、精神动力学治疗、森田疗法等。

2. 药物治疗 疑病障碍患者常用的治疗药物主要是抗抑郁药、抗焦虑药和抗精神病药。

（1）抗抑郁药 主要针对有抑郁、焦虑症状的患者。目前较为常用5-羟色胺选择性重摄取抑制剂或5-羟色胺-去甲肾上腺素再摄取抑制剂类药物。

（2）抗焦虑药 目前较为常用的抗焦虑药为苯二氮䓬类药物；主要是针对有焦虑、害怕、紧张、失眠及伴有自主神经功能紊乱的患者。

（3）抗精神病药 主要针对有精神病性症状的患者，目前较为常用的是第二代抗精神病药。

四、主要护理诊断/问题

1. 睡眠型态紊乱 与身体的各种不适有关。

2. 焦虑 与身体各种不适而检查无阳性体征有关。

3. 个人应对无效 与对疾病认识不足而产生的压力而无力应对有关。

4. 有自杀的危险 与伴有抑郁情绪有关。

五、护理措施

(一)基础护理

1. 饮食护理 根据病情,为患者提供易消化、营养丰富、色香味良好的食物;创造整洁、舒适的进食环境,采用合适的进食方式,保证患者良好的营养状态。

2. 睡眠护理 要保证患者有充分的睡眠。为患者创造整洁通风、安静舒适的睡眠环境,避免睡前兴奋,可做一些促进睡眠的活动,如用温水泡脚、喝牛奶等。针对患者的睡眠问题,采取相应的睡眠护理措施,必要时遵医嘱给予药物辅助睡眠。躯体不适或疼痛,可在患者感到不适时,给予安慰关怀。

3. 预防便秘 对便秘患者鼓励多喝水,多吃蔬菜水果,适当运动,养成每天排便的好习惯。

4. 其他生活护理 患者可能因躯体不适的症状、情绪抑郁等忽视个人卫生,护士应耐心协助患者做好头发、皮肤等卫生护理。

(二)安全护理

密切观察患者情绪变化,对伴有抑郁情绪,有自杀、自伤倾向的患者,注意防范患者发生自杀、自伤或伤人行为;做好安全检查,避免环境中出现危险物品或其他不安全因素,以防止患者在症状发作情况下发生意外。

(三)药物护理

在用药之前详细地向患者及家属介绍所用药物的药名、作用与不良反应,这样可以减轻患者焦虑,同时也是保护患者的知情权。服药后注意加强观察药物的疗效及不良反应。

(四)心理护理

在对疑病障碍患者的心理护理中,要帮助患者恢复或改善社会功能,护士应遵循的原则是:接受患者症状,理解患者;帮助患者认识症状,减轻症状,或者能够带着症状生活。具体措施包括以下几种。

1. 建立良好的护患关系,能使患者对医护人员产生信任,对治疗抱有信心。

2. 接受患者的症状,当患者述说躯体不适时,要耐心倾听,并认真进行体格检查,对患者的症状不要急于持否定态度。因为对患者而言,其症状是真实的,并非自己可以控制的。选择适当的时机,结合正常的检查结果,使患者相信其不适并非器质性病变所致。

3. 鼓励患者表达自己的情绪和不愉快的感受。当患者表达自己的情绪和感受时,有助于释放内心的焦虑。患者愿意诉说时,要及时给予鼓励,逐步深入,帮助患者识别自己的焦虑情绪。此后,再逐步引导患者接受自己的负性情绪,帮助患者认识自己的负性情绪,也有利于护士发现患者的心理问题,制订相应的护理措施。

4. 帮助患者学会放松技术,教给患者应用想象、深呼吸或其他放松技巧来逐步放松肌肉,缓解紧张、焦虑情绪。

5. 帮助患者矫正扭曲的认知,或改变不正确的看法,从而使患者改善或消除适应不良的情绪和行为。

6. 重建正确的疾病概念和对待疾病的态度，让患者顺其自然，接受症状；转移注意力，尽量忽视它；参加力所能及的劳动等。

（五）健康教育

1. 对患者 应帮助患者了解认知、焦虑、压力与身体功能之间的关系，提高患者对躯体症状和情绪之间关系的认识，鼓励患者努力学会自我调适，调整不良情绪，增强心理承受能力和社会适应能力。

2. 对家属 指导家属了解疾病相关知识，使家属理解患者的痛苦和困境，配合治疗护理；同时指导家属不要过度关注患者的躯体症状，鼓励其建立良好的生活方式，弱化疾病的影响。

自测题

A1/A2 型题

1. 患者反复出现一些想法，明知不必要或不合理，但无法控制。该症状为（　　）

　A. 强迫性思维　　　　B. 思维奔逸

　C. 联想散漫　　　　　D. 强制性思维

　E. 思维插入

2. 疑病障碍患者的主要症状是（　　）

　A. 焦虑　　　　　　　B. 抑郁

　C. 怀疑自己患病　　　D. 易疲劳

　E. 强迫行为

A3/A4 型题

（3～4 题共用题干）

王女士告诉护士，在她能够离开家之前，她必须检查所有的灯，反复26次确定它们已经关闭。她知道她的行为毫无意义，但她不能够停止。由于每次与朋友约会她都要晚到很长时间，朋友们已经厌烦了，所以她难以继续和朋友保持会面。另外，因为所有的事情一直处于紧张的工作状态，她忙得没有时间去见朋友。

3. 对于这一患者最不适宜的护理诊断是（　　）

　A. 恐惧　　　　　　　B. 个人应对无效

　C. 社交隔离　　　　　D. 睡眠型态紊乱

　E. 焦虑

4. 当护士观察到患者处于仪式性行为时，护士采取的最佳行为是（　　）

　A. 隔离患者以免干扰其他人

　B. 密切观察患者行为的显著反应

　C. 提醒患者，希望她能够控制自己的行为

　D. 中止患者的仪式性行为

　E. 让患者继续完成以使其不会更加激越

（马文华）

第12章
分离障碍与应激相关障碍患者的护理

第1节　分离障碍及护理

案例12-1

　　患者，13岁，初中学生。在校与同学吵架时被对方掐住颈部，第二天发现自己不能说话了。入院检查：患者意识清晰，想说话，但发不出音，检查神经系统和发音器官无器质性病变，也无其他神经系统损害的证据。既往体健，无精神障碍史。

　　问题：1. 请说出患者的主要护理诊断。

　　　　　2. 对患者采取的护理措施有哪些？

一、概　述

　　分离障碍（dissociative disorders）是一类很早就被记载的综合征。在近现代精神病学历史中，其内涵和外延尚未确定，名称历经多次演变。中文名称曾用译自西文"hysteria"的"歇斯底里"，后改称"癔症"。20世纪70年代以来的中文文献曾将其当作神经症之一，主要围绕癔症的精神障碍、运动障碍、感觉障碍、自主神经和内脏功能障碍进行论述。在ICD-10中，癔症被分离（转换）障碍[dissociative (conversion) disorders]所取代。在ICD-11中，改称为分离障碍。

（一）概念

　　分离障碍是指患者对过去的记忆、身份的觉察、即刻的感觉乃至身体运动控制之间正常的整合出现部分或完全丧失的一种精神障碍。患者非自主地、间断地丧失了部分或全部心理功能的整合能力，在感知觉、思维、记忆、情感、运动及行为、自我（身份）意识及环境意识等方面出现失整合状态，即所谓的分离状态。这种状态可能是部分的或完全的，持续时间从几分钟至数年不等。

（二）病因及发病机制

　　1. 遗传　家系研究发现，男性一级亲属的患病率为2.4%，女性一级亲属的患病率为6.4%。但同卵双生子和异卵双生子的研究没有发现同患分离障碍者。

　　2. 脑结构与功能　磁共振成像（MRI）和正电子发射体层成像（PET）研究发现分离障碍患者海马及杏仁核体积减小，前额叶功能下降等改变，但缺乏特异性。一些分离性身份障碍患者在脑电图（electroencephalogram，EEG）、事件相关电位及自主神经功能等方面异于常人。

　　3. 心理因素　对重大应激性生活事件的经历和反应是引发本病的重要因素。童年期的创伤性经历，如遭受精神虐待、躯体虐待或性虐待，可能是成年后发生分离障碍的重要原因之一。暗示性高、情感丰富但肤浅易变、爱幻想、行为表演夸张、人际关系中以自我为中心等个性特征是分离障碍发生的重要人格基础。

　　4. 社会文化因素　分离障碍多见于女性，多在35岁以前发病。文化封闭、贫穷的地区患病率较高，受教育程度低的个体更易患病。

（三）临床分类

在 ICD-11 中，分离障碍主要包括以下几种：①分离性神经症状障碍；②分离性遗忘；③人格解体/现实解体障碍；④恍惚障碍；⑤附体性恍惚障碍；⑥复杂分离性侵入障碍；⑦分离性身份障碍；⑧其他特定或未特定的分离障碍。

在本节中，将重点介绍分离性神经症状障碍、分离性遗忘、人格解体-现实解体障碍和分离性身份障碍。

二、护理评估

（一）健康史

1. 评估患者发病的时间、具体表现、有无诱因、就医经过等。

2. 评估患者既往健康状况、家庭史、用药史，有无不良反应等。

3. 评估患者的生长发育史、母亲孕期及围生期有无异常，女性患者还要评估月经史和生育史。

（二）精神状况

1. 分离性神经症状障碍　是一组以运动障碍、感觉障碍、抽搐、木僵等为主要临床特征的精神障碍。但其症状与神经解剖特征或生理功能不相符。

（1）运动障碍　表现为一个或几个肢体的全部或部分运动能力丧失，常见形式有肢体瘫痪、肢体异常运动、抽搐、失声、吞咽症状、木僵等。

（2）感觉障碍　可表现为躯体感觉麻木、丧失、过敏或特殊感觉障碍如眩晕感。有的患者对触摸特别敏感，轻微的抚摸会引起剧烈的反应；有的患者出现视觉或听觉的异常，失明、失聪，但可用仪器检查与器质性失明、失聪相鉴别。

（3）认知障碍　患者可出现与记忆、语言等认知执行方面内在不一致的异常，或意识改变，如假性痴呆（患者对简单的问题不能回答或近似回答）。

2. 分离性遗忘　主要特征是患者不能回忆重要的个人信息，通常是创伤性的或应激性的事件，遗忘内容广泛，甚至包括个体身份。分离性遗忘无法用正常的遗忘来解释，且不是由精神活性物质或神经系统疾病及其他疾病导致的。女性患病率略高，常在青春期后期和成年期发作。急性分离性遗忘的患者常常经历过心理社会因素的巨大打击，如暴力打击、丧失亲人、目睹死伤场景等，患者体验了无法忍受的惊吓、羞辱、内疚、愤怒、失望和绝望，或有重大内心冲突。

3. 人格解体-现实解体障碍　是持续或反复出现人格解体和（或）现实解体的分离障碍，主要表现为个体感知到自己的完整性和（或）个体对环境的感知出现非现实感。人格解体是指患者感受到完整的自我有分离的体验，如患者说："我行走时感到身体不能跟上我的腿，好像分开一样"，或感到自己就像一个旁观者从外部来审视自我；现实解体的患者常感到周围环境虚无缥缈，自己像是生活在另一个世界，仿佛自己是一个外部的观察者，有朦胧感，恍若隔世。患者非常苦恼，症状常导致患者在个人、家庭、社会、教育、职业等方面的功能受损。

4. 分离性身份障碍　既往被称为多重人格障碍，患者身上存在有两种或两种以上不同的身份或人格，每一种都表现出一种独特的自我体验，有独特的与自身、他人和世界的关系模式。在患者日常生活中，至少有两种分离的身份能够发挥作用，并反复对个人的意识和心理进行控制，所有其他的分离性症状都可出现在患者身上，如遗忘、神游、人格解体、现实解体等。这些症状不能用其他精神疾病或躯体疾病解释，并导致个人、家庭、社会、教育、职业或其他重要领域中的功能受到严重损害。

（三）心理-社会状况

评估患者病前性格特点、对住院的态度、人际交往能力；评估患者有无生活压力事件及应对情况；

评估患者家属对疾病的认识程度和对患者的关心支持程度等。

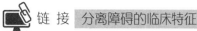 链 接　分离障碍的临床特征

分离障碍的临床特征包括：① 多起病于青年期，常急性起病，症状复杂多样；但就同一患者而言，症状相对单一，反复发作者症状相对重复。② 起病与明显的心理社会因素相关，可由直接的压力、刺激、他人暗示或自我暗示诱发。反复发作者可通过回忆、联想、面临相似处境等方式诱发。③ 部分患者具有表演型人格特征，或可诊断表演型人格障碍。④ 患者对症状有自知力，能够区分病态与现实，但有可能对症状表现出"泰然漠视"，与此相应，可能较关注他人对其疾病的态度。⑤ 共病现象突出，常与边缘型人格障碍、表演型人格障碍、抑郁障碍、焦虑障碍、双相障碍、酒精依赖等共病。⑥ 分离症状可导致患者的家庭、社会、教育、职业或其他重要功能明显损害。

三、治疗要点

分离障碍临床表现丰富而且多变，对病因、发病机制的理论解释各异，目前尚无统一的治疗方案。治疗以心理治疗为主，药物治疗为辅。多数患者以门诊治疗为主，少数严重、复杂的患者可住院治疗。

（一）心理治疗

1. 以积极关注的态度，持续提供支持性心理治疗，建立有效的治疗关系。

2. 进行心理教育、解释性心理治疗。重点是寻找并协助处理诱发、维持、强化症状的心理社会因素，引导患者理解症状与创伤、成长经历、个性、目前处境、未来适应等心理社会因素的关系，放弃分离性的心理防御机制，消除有可能强化患者病理性行为的主观条件和客观条件。

3. 选用专门的心理治疗技术，处理特殊症状或人格、关系等方面的问题。针对患者突出问题，可单独或联合使用暗示-催眠、认知行为治疗、家庭治疗、团体治疗、危机干预等方式。

（二）药物治疗

目前没有针对性治疗分离障碍的药物。对于抑郁、焦虑、睡眠障碍、行为紊乱等精神症状，可对症使用相应的精神药物治疗。

四、主要护理诊断/问题

1. 睡眠型态紊乱　与焦虑、恐惧等负面情绪有关。

2. 营养失调：低于机体需要量　与抽搐、痉挛、吞咽困难、分离性木僵等有关。

3. 躯体移动障碍　与分离性运动障碍、分离性木僵有关。

4. 有皮肤完整性受损的危险　与肢体瘫痪、木僵有关。

5. 焦虑　与紧张、担心、不愉快的观念反复出现有关。

6. 恐惧　与暴露在所害怕的客体或不能控制焦虑反应有关。

7. 应对无效　与焦虑、恐惧而无法应对压力情境有关。

五、护理措施

（一）基础护理

1. 评估导致患者睡眠障碍的原因，减少影响患者睡眠的诱发因素。营造良好的睡眠环境，合理安排作息制度，养成良好的睡眠习惯。

2. 鼓励患者进食，为患者提供易消化、营养丰富的饮食，保证足够的营养。

3. 协助患者做好日常生活护理。对肢体瘫痪、分离性木僵等患者要注意皮肤护理，定期翻身，防止压疮的发生。

4. 督促和鼓励患者循序渐进地进行功能锻炼,促进其躯体正常功能的恢复。

(二)安全护理

密切监测患者病情变化;发现异常情况及时报告医生并协助处理。为患者提供安静舒适的环境,减少外界刺激,避免环境中的危险因素,防患于未然。

(三)心理护理

1. 建立良好的护患关系。交谈时应态度和蔼、注意倾听,以真诚、理解、和善、支持的态度对待患者,鼓励患者表达自己的情绪和不快体验,协助其识别和接受负性情绪及行为。

2. 帮助患者正确认识和对待疾病。与患者共同探讨与疾病相关的应激源及应对方式,协助患者消除应激,学习新的应对方法,接受和应对不良情绪,增强其对应激事件的认识能力。

3. 帮助患者锻炼和纠正性格缺陷。针对患者以自我为中心的特点,加强心理疏导及个性教育,培养开朗乐观的情绪,增强治愈疾病的信心。

(四)用药护理

督促患者按时完成药物治疗计划,观察药物疗效及不良反应,给予服药指导,以有效控制疾病的症状。

(五)健康教育

1. 对患者 根据患者特点,进行个体化的健康教育,以提高患者对疾病的认识,消除焦虑、紧张、抑郁情绪。鼓励患者积极参加各项活动,增强社会适应能力,促进疾病康复。

2. 对家属 向家属交代疾病的特点及预防复发的相关知识,指导家属用正确的态度对待患者,督促和协助患者按时服药、定期复查,预防疾病复发。

第2节 应激相关障碍及护理

案例12-2

患者,女性,31岁,农民。一年前因与他人发生争执并被殴打,受伤后被送入当地医院。诊断:颅脑损伤;全身多处软组织损伤。给予降颅内压、抗炎等对症治疗,半个月后出院。患者出院后情绪低落、心烦、话少、不愿接触人。常无故害怕、恐惧,会突然想起遭殴打时的情景而情绪失控,四肢发抖,蜷作一团蹲在墙角。不敢外出,极力回避谈及遭殴打的事件。患者饮食、睡眠均差,经常半夜被噩梦惊醒。对生活失去信心,对一些喜欢的活动失去兴趣,做事注意力难以集中,以上情况持续至今。

问题:1. 请说出患者的主要护理诊断。

2. 对患者采取的护理措施有哪些?

一、概 述

(一)概念

1. 应激 个体察觉环境刺激对生理、心理及社会系统过重负担时的整体现象,以及对它们的生理反应、心理反应的总和。应激所引起的反应可以是适应或适应不良的。

2. 应激相关障碍 主要由应激刺激引起的一种精神障碍。其发生时序、症状内容、病程与预后等均与应激因素密切相关。应激相关障碍主要包括创伤后应激障碍(post traumatic stress disorder,PTSD)、延长哀伤障碍(prolonged grief disorder,PGD)及适应障碍(adjustment disorder)等。

链 接 急性应激反应

急性应激反应（acute stress reaction），是指在遭受到急剧、严重的精神创伤性事件后数分钟或数小时内所产生的一过性的应激反应。患者遭受创伤后立即发病，一般在数天内或威胁状况消除后开始消退。急性应激反应主要表现为"茫然"状态、意识范围缩窄、意识清晰度下降、注意狭窄、定向错误、对周围的事物理解困难；也可在意识清晰状态下，反复出现闯入性回忆创伤性事件的情景。严重时达到分离性木僵或激越性活动增加（如逃跑反应）。症状往往历时短暂，病程不超过 1 个月，预后良好，可完全缓解，因此在新版 ICD-11 中不再将其列为一类疾病，而将其归类于"影响健康状态的因素和需要健康服务的非疾病现象"。DSM-5 中对于在创伤性事件之后，完整的症状持续少于 3 天的急性应激反应也不作为疾病进行诊断。

（二）病因及发病机制

应激相关障碍是一组病因明确的精神障碍，突如其来且超乎寻常的威胁性和灾难事件及长期的生活事件是发病的直接病因。

1. 应激性事件　应激源对个体来讲是难以承受的创伤性体验或对生命安全具有严重的威胁性，如经历战争和暴力犯罪事件，经历自然灾害或人为灾难，经历严重的交通事故；或目睹发生在他人身上的创伤性事件；或反复经历接触创伤性事件，如复杂性创伤后应激障碍患者可能长期经历家庭暴力或虐待。

2. 易感因素　不是所有经历创伤的个体都会发展为应激相关障碍。同样的创伤性事件对不同人群（如年龄、性别、职业等不同的社会背景）的影响不同。病前不良认知功能和人格特征、不良的应对方式和缺乏社会支持都是本病的危险因素。

二、护理评估

（一）健康史

1. 评估患者发病的时间、具体表现、有无诱因、就医经过等。

2. 评估患者既往健康状况、家庭史、用药史，有无不良反应等。

3. 评估患者的年龄、性别、职业、受教育程度、信仰、爱好、人格特征、生活方式、人际关系等。

（二）精神状况

1. 创伤后应激障碍　是指个体经历、目睹或遭遇到一个或多个涉及自身或他人的实际死亡，或受到死亡的威胁，受到严重的创伤，或躯体完整性受到威胁后，所导致的个体延迟出现和持续存在的一类精神障碍。创伤后应激障碍的核心症状即创伤性再体验症状、回避和麻木症状、警觉性增高。多数患者在创伤性事件后的数天至半年内发病，病程至少持续 1 个月以上。

（1）创伤性再体验　在重大创伤性事件发生后，患者有各种形式的反复发生的侵入性创伤性体验重现。患者常常以非常清晰的、极端痛苦的方式进行着这种"重复体验"，包括反复出现以错觉、幻觉构成的创伤性事件的重新体验，称为闪回。此时，患者仿佛又完全身临创伤性事件发生时的情景，重新表现出事件发生时所伴发的各种情感。创伤性体验的反复侵入是创伤后应激障碍最常见也是最具特征性的症状。

（2）回避与麻木　患者对创伤相关的刺激存在持续的回避，表现为有意识回避与创伤性事件有关的话题、影像和新闻；也可表现为无意识地对创伤事件的选择性/防御性遗忘或失忆，或在创伤事件后拼命地工作，也是一种回避的表现。

（3）警觉性增高　该症状在创伤暴露后的第 1 个月最普遍且严重。患者表现为高警惕性、长时间寻找环境中的危险线索、惊跳反应、激越、烦躁不安、易激惹、注意力难以集中、噩梦、易惊醒等。

2. 延长哀伤障碍　是指丧失亲人之后持续的哀伤反应，持续往往超过6个月，且难以随着时间的推移而得到缓解。其临床特征是以丧亲事件为中心的、持续性的、极度的痛苦体验。一方面患者对逝者过度追忆，表现为患者常沉浸在对逝者的缅怀之中，不愿接受逝者已逝的现状，仍旧幻想着重新相聚。患者对与逝者相关的事物过度敏感，有意识地避免与逝者相关的事物，对亲人的离世可能存在过分自责。另一方面患者难以进行正常的生活，表现为找不到生活中的自我定位，也不愿接受生活中新的角色，难以再次相信他人。患者与外界隔离、疏远，不会接受他人的帮助，或是与他人建立亲密关系。另外，患者还会表现为情感麻木，存在孤独的感受，对未来的生活不抱有希望，个人的社会功能受到显著影响，生活质量严重受损等。

3. 适应障碍　是指在明显的生活改变或环境变化时所产生的短期和轻度的烦恼状态及情绪失调，常有一定程度的行为变化等，但并不出现精神病性症状。常见的生活事件包括经济危机、离婚、失业、搬迁、转学、患重病、退休等。适应障碍多在应激性生活事件发生后1个月内出现，症状包括：①焦虑和抑郁情绪，轻度的情绪低落、无望沮丧、悲伤、哭泣等，焦虑紧张，担心害怕，神经过敏，心悸气短等胃肠不适等躯体症状；②品行问题，青少年常见，打架斗殴、危险驾驶、物质滥用，往往还会出现盗窃、破坏财产或逃学逃课，可伴有焦虑和抑郁情绪；③上述症状混合存在，如焦虑、抑郁、做事依赖和矛盾、无故发脾气、行为紊乱等。应激因素消除后，症状持续一般不超过6个月。

🖥 链接　复杂性创伤后应激障碍

　　复杂性创伤后应激障碍（complex post traumatic stress disorder，C-PTSD）是指长期、反复经历创伤事件后出现的一种精神障碍，除了有创伤后应激障碍的核心症状外，还存在严重的人际关系障碍，负性的自我认知和情绪调节障碍。①人际关系障碍：表现为滥交、过度依赖他人、过度取悦他人、过度控制他人或对人际关系敏感、警觉性或防御性增强、难以建立亲密关系；②负性自我认知：表现为自暴自弃，常有消极观念和自杀行为；③情绪调节障碍：情绪不稳定，长期情绪恶劣，无快乐的体验；④可有物质/酒精滥用，不能上学或工作，经常冲动攻击和有破坏性行为。

（三）心理 - 社会状况

　　评估患者病前性格特点、对住院的态度、人际交往能力、可利用的社会资源；评估患者有无生活压力事件及对压力事件的应对情况；评估患者家属对疾病的认识程度和对患者的关心支持程度等。

三、治疗要点

（一）创伤后应激障碍

1. 心理治疗　是本病主要的治疗手段。发病初期主要采用危机干预的原则与技术，侧重于提供支持，帮助患者接受所面临的不幸与自身的反应，鼓励患者面对事件，表达、宣泄与创伤性事件相伴的负性情绪。同时要帮助患者认识其所具有的应对资源，学习新的应对方式。常用的心理治疗技术有暴露、系统脱敏、认知加工治疗、自信心训练、生物反馈和放松治疗等。此外，为患者争取最大的社会和心理支持也是非常重要的。家属和同事的理解，可使患者获得最大的心理空间。

2. 药物治疗　药物使用均为对症治疗，包括抗抑郁药、抗焦虑药、抗惊厥药和非典型抗精神病药等。创伤后应激障碍的药物初始治疗剂量和有效剂量须根据患者的个体情况，并权衡药物的疗效与不良反应后决定。

（二）延长哀伤障碍

1. 心理治疗　基于哀伤的认知行为治疗被认为可减轻延长哀伤障碍的症状。针对本病的认知行为疗法主要分为个体心理治疗、集体心理治疗和基于网络的心理治疗。延长哀伤障碍患者个体心理治疗有别于一般的个体心理治疗，要体现出针对性，着力于缓解患者的哀伤反应。从内容上，可分为两部分，包括接受亲人离世的事实和重新开始新的生活。从形式上，可以分为暴露刺激、认知重建和行为干预等。

2. 药物治疗　目前，药物治疗延长哀伤障碍的疗效还不明确。研究表明，选择性5-羟色胺再摄取抑制剂和三环类抗抑郁药可能有助于改善延长哀伤障碍患者症状。

（三）适应障碍

1. 心理治疗　适应障碍是对应激生活事件的过度反应，并损害日常功能或学习生活，最好的治疗方法是以解决问题为导向，治疗的重点在于消除或减少潜在的应激源，减轻症状，培养应对和解决问题的技能，增强适应能力和自我管理压力的能力。

2. 药物治疗　对情绪异常较明显的患者，如焦虑、抑郁、失眠等已造成患者主观痛苦和社会功能损害，可酌情采用药物对症治疗，以低剂量、短疗程为宜。

四、主要护理诊断/问题

1. 营养失调：低于机体需要量　与应激导致食欲不振等有关。

2. 睡眠型态紊乱　与惊恐、害怕、焦虑、恐惧等有关。

3. 有自残的危险　与应激事件引起的焦虑、抑郁情绪等有关。

4. 有对他人实施暴力的危险　与应激事件引起的兴奋状态、冲动行为等有关。

5. 思维过程紊乱　与应激事件导致的精神刺激有关。

6. 急性意识障碍　与应激事件导致的精神刺激有关。

7. 焦虑　与应激反应有关。

8. 恐惧　与应激事件导致的精神刺激有关。

9. 自我忽视　与应激事件导致的行为紊乱或行为退缩有关。

五、护 理 措 施

（一）基础护理

1. 生活护理　评估患者的自理能力，协助患者做好个人生活护理，如口腔护理、皮肤护理等，防止口腔溃疡、压疮等并发症的发生。待患者病情缓解后，应鼓励其自行料理个人卫生。

2. 饮食护理　了解患者饮食习惯，制订适合患者的食谱，促进食欲。对抑郁、退缩或木僵状态患者，必要时需专人耐心劝导并协助进食。

3. 睡眠护理　提供良好的睡眠环境，如安静、空气流通、温湿度及光线适宜、避免噪声干扰等；帮助患者安排合理的作息时间；教给患者促进睡眠的方法。

（二）安全护理

1. 脱离应激源，提供安全舒适的环境，或调整患者当时的生活环境，消除应激事件的影响，避免再次触景生情。

2. 做好安全管理，保证病房内设施安全，对各种危险物品（如刀剪、绳索、药物、玻璃等）需妥善保管，发现危险物品应及时处理，杜绝一切不安全因素。

3. 严密观察病情，注意有无自杀、自伤、暴力行为的征兆出现。一旦发现，立即采取措施，确保人员安全。

（三）心理护理

1. 建立良好的护患关系　良好的护患关系是实施心理护理的基础。谈话时要态度和蔼，以真诚、友善的态度关怀、尊重患者，取得患者的合作；耐心倾听，不随意打断患者谈话，提问要扼要并着重当前问题。适时运用非言语沟通技巧如静静陪伴、鼓励的眼神，以传达护士的关心和帮助。

2. 给予支持性心理护理　对急性期患者给予支持性心理护理。鼓励患者倾诉疾病发作时的感受和应对方法；强化疾病可以治愈的观念；鼓励患者用言语表达创伤经历，以达到让患者宣泄的目的；对患者的症状加以解释，帮助患者认识疾病的性质，以解除患者顾虑，树立战胜疾病的信心。

3. 帮助患者纠正负性认知　帮助患者认识其个性中的不足，建立积极的、建设性的思维方式，从而减轻应激与焦虑水平。当患者情绪稳定时，采取认知治疗方法帮助患者分析其心理状态，纠正其负性认知并建立积极的应对策略。

4. 帮助患者学习应对技能　教会患者管理焦虑的方法，以便更好地应对应激；帮助患者学会应激处理的各种积极、有效行为技能，并在实际生活中运用；帮助患者改变个性中的不良因素；帮助患者寻求适当的支持系统或社会资源，指导患者重新调整和建立社会支持，以减轻应激反应，促进身心健康。

（四）健康教育

1. 对患者　鼓励患者料理个人生活，做好自我管理。对康复期患者要进行心理与社会功能的康复训练，帮助患者正确认识致病因素，克服个性缺陷，掌握疾病康复途径，以利于患者重返社会。

2. 对家属　协助患者家属了解应激相关障碍的发病原因、发病特点，帮助家属理解患者的痛苦和困境，指导其协助患者合理安排工作、生活，帮助患者恢复社会功能。

自 测 题

A1/A2 型题

1. 关于分离障碍描述不正确的是（　　）
   A. 旧称为歇斯底里
   B. 首次发病多在35岁以前
   C. 起病缓慢
   D. 起病多与明显的心理因素有关
   E. 分离障碍多见于女性

2. 下列属于分离障碍的感觉障碍是（　　）
   A. 瘫痪　　　B. 失明　　　C. 抽搐
   D. 木僵　　　E. 失声

3. 下列哪项不符合分离障碍患者的人格特征（　　）
   A. 情感丰富　　B. 胆小懦弱　　C. 暗示性高
   D. 自我中心　　E. 富于幻想

4. 下列哪项不是延长哀伤障碍的临床特点（　　）
   A. 指丧失亲人之后持续的哀伤反应
   B. 病程不超过1个月
   C. 难以随着时间的推移而得到缓解
   D. 对逝者过度追忆，不愿接受逝者已逝的现状
   E. 患者难以进行正常的生活

5. 创伤后应激障碍最主要的临床特点是（　　）
   A. 意识模糊、表情紧张、害怕恐惧
   B. 情绪低落、抑郁、自杀行为

C. 情绪兴奋、欣快、语言动作增多
   D. 反复创伤性体验重现
   E. 错觉、幻觉

6. 延长哀伤障碍发生后，可减轻症状的主要方法是（　　）
   A. 基于哀伤的认知行为治疗　　B. 康复训练
   C. 药物治疗　　　　　　　　　D. 精神分析疗法
   E. 电休克疗法

7. 关于创伤后应激障碍的描述，正确的是（　　）
   A. 延迟出现和长期持续的精神障碍
   B. 固定一种形式的反复发生的闯入性创伤性体验重现
   C. 患者常常以模糊的、极端痛苦的方式进行着这种"重复体验"
   D. 患者对与创伤有关的事物采取接受的态度
   E. 症状往往历时短暂，病程不超过1个月

8. 患者，男性，30岁，地震幸存半年后。半年来患者焦虑万分，经常被噩梦如逃跑、追踪、地震复现所惊醒。有时表现为发作性惊恐、心慌、胸闷、腿软、跌倒、精神崩溃感、大汗淋漓。最可能诊断为（　　）
   A. 急性应激障碍　　　　　　B. 创伤后应激障碍
   C. 适应障碍　　　　　　　　D. 精神分裂症
   E. 焦虑症

9. 关于适应障碍的描述，正确的是（　　）
　　A. 适应障碍多在应激性生活事件发生后1周内出现
　　B. 患者常出现精神病性症状
　　C. 明显的生活改变或环境变化时出现严重的情绪失调
　　D. 药物治疗以低剂量、短疗程为宜
　　E. 治疗重点以药物治疗为主

10. 适应障碍在应激因素消除后，症状持续一般不超过
　　（　　）
　　A. 1个月　　　B. 3个月　　　C. 1年
　　D. 2年　　　　E. 6个月

（于丽丽）

第13章
进食与睡眠障碍患者的护理

第1节　进食障碍及护理

案例13-1

李某，女性，19岁，大一学生。患者身高1.6m，病前体重51kg。半年来因怕肥胖有意节制饮食，每天早晚进食水果，中午吃少量青菜，几乎不吃主食，喜欢吃山楂片，同时服用大量导泻药，体重迅速下降。近2个月，情绪欠稳定，烦躁，乱发脾气；经常感冒，怕冷，头发脱落，体力明显下降。1周前，几乎不主动进食任何食物，体重下降至35kg。家属要求患者住院治疗。诊断为进食障碍综合征、神经性厌食。

问题：1.请说出患者的主要护理诊断。

2.对患者采取的护理措施有哪些？

一、概　述

进食障碍（eating disorder，ED）是指以反常的进食行为和心理紊乱为特征，伴发显著体重改变和（或）生理、社会功能紊乱的一组疾病。主要包括神经性厌食、神经性贪食和暴食障碍。该病常见于青少年和成年早期人群，且以女性为主，男女比例为1：6～1：10。国际上报道所有进食障碍的终生患病率约为5%。

（一）概念

1. 神经性厌食（anorexia nervosa，AN）　即厌食症，是以患者有意通过严格限制能量摄入、清除和增加能量消耗的行为使体重明显下降并低于正常水平为主要特征的一类进食障碍。最常见于青少年和年轻女性，男性患者相对少见。该病病死率高达5%～15%，在所有精神障碍中病死率最高。

2. 神经性贪食（bulimia nervosa，BN）　即贪食症，是以反复发作性暴食及强烈控制体重的先占观念和削弱食物"发胖"效应的补偿行为为主要特征的一类进食障碍。与神经性厌食患者不同的是，神经性贪食患者体重正常或轻微超重，30%～80%的神经性贪食患者有神经性厌食史。

3. 暴食障碍（binge eating disorder，BED）　是以反复发作性暴食为主要特征的一类进食障碍。暴食障碍与神经性贪食主要的区别在于无不恰当的补偿行为。该类患者易出现肥胖。暴食障碍是在2000年出版的DSM-Ⅳ修订版中作为未加标明的进食障碍的一个暂时分类，直到DSM-5，暴食障碍才成为一个独立的疾病，与神经性厌食、神经性贪食并列作为进食障碍的主要疾病分类。

（二）病因及发病机制

进食障碍的病因目前公认为综合因素致病，可从以下三个方面加以分析。

1. 易感因素　包括个体因素（遗传性、个性特征等）和环境因素（家庭和社会文化背景）。遗传性在双生子和家系研究中发现神经性厌食最为突出，遗传度高达83%，神经性贪食的遗传度为50%。神经性厌食患者常见的个性特征包括容易焦虑、强迫特质、追求完美，还常伴随情感不稳定和冲动控制困难的特点。暴食障碍患者则常见伤害回避行为和自我管理差的特点。家庭和社会看待食物、体重、体型的文化也明显与进食障碍的发病有关，突出表现在当下追求瘦的时尚特点和减肥风潮，职业特点如体操运动、模特等也是明确的易感因素。个体童年被忽视/虐待和分离的经历，以及过度肥胖等都被发现与青春期的进食障碍发病相关。

2. 促发因素 如个体进入青春期后体形开始变化、开始关注身体、被人欺负、亲人亡故、失恋、学业压力变大等，而减肥行为本身是进食障碍发病的确定促发因素。

3. 维持因素 包括神经性厌食的饥饿、低体重和节食行为本身，神经性贪食的节食 - 暴食 - 清除行为的循环，对体重/体型的过度关注和评价，由疾病带来的继发性获益如家人的迁就和纵容、情绪问题、人际冲突、现实困境（如失业、失学、经济困难）等。

二、护理评估

（一）健康史

1. 评估患者营养状况、饮食习惯和结构、进食情况及代偿行为等。

2. 评估患者既往健康状况，有无精神疾病史及家族史。

3. 评估患者体重情况，以及达到标准体重和正常营养状态所需的热量。

（二）精神状况

1. 神经性厌食

（1）故意限制能量摄入 常为本病的首发症状。患者主动节食，限制人体必需能量的摄入，导致体重明显低于正常的标准。患者的体重常比正常平均体重减轻15%以上，或者体重指数（body mass index，BMI）＜17.5，BMI=体重（kg）/身高的平方（m^2）。

（2）恐惧肥胖，关注体型 本病以对肥胖的强烈恐惧和对体型体重的过度关注为核心症状。多数患者为自己制订了明显低于正常的体重标准，即使已经骨瘦如柴，仍认为自己太胖，或认为身体的某一部位过于肥胖，如腰太粗、臀部太大等，即使别人反复解释劝说也无效，这种现象称为体像障碍。有些患者虽不承认怕胖，但即使体重已经很轻，仍不肯进食。

（3）神经内分泌改变 女性可出现闭经（常见症状），男性可有性功能减退，青春期前起病患者表现为第二性征发育延迟，也可见甲状腺功能减退的症状（如怕冷）及雄激素水平增高的症状（如痤疮）。

（4）营养不良和代谢紊乱 由于患者限制饮食，体重下降明显，常常会出现营养不良和代谢紊乱，如皮肤干燥、苍白、皮下脂肪少、失去弹性与光泽，毛发稀疏脱落，低血压，低体温，心动过缓，贫血，水肿及无症状性低血糖等。随着疾病的发展，会出现越来越严重的营养不良、消瘦、疲劳和肌肉无力，严重者可发展为恶病质，甚至死亡。

（5）精神症状 包括焦虑、抑郁、强迫、情绪不稳定、易激惹等。通常随着病程的进展，体重下降越严重，上述问题越凸显。

2. 神经性贪食

（1）频繁的暴食发作 暴食发作是神经性贪食主要的临床症状，常常在不愉快的心情下发生。每个患者发作的频率不等。暴食发作具备以下几个特点：进食量为正常人的数倍；暴食发作中进食速度很快；患者所食之物多为平时严格控制的"发胖"食物；患者有强烈的失控感，一旦开始暴食，很难自动停止；患者常掩饰自己的暴食行为。

（2）暴食后的补偿行为 暴食行为之后患者继之以补偿行为，以防止体重增加。常用的补偿行为有用手指抠吐或自发呕吐、过度运动、禁食、滥用泻药、灌肠剂、利尿剂、减肥药等。

（3）对进食、体重和体型的先占观念 多数患者体重在正常范围内，但也有些患者可能超重，他们关注自己的体像和外型，在意别人如何看他们，并且关注他们的性吸引力，往往对身体明显感到不满意。

（4）情绪障碍 特点是情绪波动性大，易产生不良情绪，如愤怒、焦虑不安、抑郁、孤独感、冲动性症状等。

（5）常见的躯体症状　由于反复暴食、呕吐、导泻，神经性贪食患者容易出现电解质紊乱（如低钾血症、碱中毒、低钠血症等）、心律失常、胃肠道损害等。

3. 暴食障碍

（1）反复发作性暴食　暴食行为与神经性贪食的暴食行为基本一致，有不可抗拒的摄食欲望，进食比正常情况快，一次进食大量食物，进食量远远超过正常，因进食过多觉得尴尬常常独自进食。与神经性贪食不同的是，患者没有为了抵消暴食引起的体重增加，而采取引吐、导泻、过度运动等不适当的方法来代偿。

（2）失控感　暴食发作时感觉到对进食不能控制，停不下来，对吃什么吃多少都难以控制，是青少年期的主要表现。

（3）躯体症状　暴食患者中肥胖的比例较高，可表现为高血压、高甘油三酯血症、空腹血糖升高及代谢综合征。

（4）精神症状　部分暴食障碍患者会出现焦虑、抑郁症状，此外还会合并多动注意缺陷障碍、物质滥用等表现。

 链 接　异食癖

异食癖为一种进食障碍，指儿童持续性地（超过1个月时间）进食非营养性、非食用性物质，如泥土、颜料、头发、肥皂、树叶等。一般年龄较小儿童多进食灰泥、油漆、绳子、衣服、头发，而年长的儿童多进食纸张、动物粪便、沙子、石头、污物等。这些异食行为与患儿的发育水平不相称，不符合其所处的文化背景，且并非其他精神障碍所致。异食癖多发生于婴幼儿，随着年龄增长发病率逐渐降低，年龄大的儿童和少年少见。现有的研究表明营养缺乏，体内铁、锌和钙缺乏，贫穷、混乱的家庭环境，缺乏父母有效监管，忽视和虐待，情感剥夺，对无营养物质的心理渴求，家庭功能有问题等与异食癖的发生有关。

（三）心理-社会状况

评估患者进食行为心理特点、其他情绪行为特点、对疾病的认识、对治疗的态度、动机。评估患者成长环境、经历、职业特征，病前个性特征，家庭关系，人际关系等。

三、治疗要点

（一）神经性厌食

神经性厌食首先应纠正营养不良，同时或稍后开展心理治疗和药物治疗，研究证明多种治疗方式联合应用的综合治疗是治疗此疾病的最佳手段。

1. 躯体治疗　根据患者营养不良的严重程度制订营养重建方案，通过增加饮食、加强营养，逐渐恢复正常体重。同时严密监测躯体合并症和再喂养综合征的出现，对症处理避免危险。

2. 心理治疗　包括心理健康教育、支持性心理治疗、认知行为治疗和家庭治疗等方法。以上心理干预方法均把恢复体重作为基本目标之一。

3. 药物治疗　用于共病的处理和出现严重干扰治疗进展的精神症状时的对症处理，常见用药包括抗焦虑药、抗抑郁药、心境稳定剂和小剂量的抗精神病药。

（二）神经性贪食

治疗的基本过程是纠正营养状况，控制暴食行为，打破恶性循环，建立正常的进食行为模式。

1. 心理治疗　可采用认知疗法、行为疗法及生物反馈疗法等，以改变患者对自己体型的错误认知和过分关注，并建立合理的、有计划的饮食行为。治疗应持之以恒，并对患者家人进行指导。

2. 药物治疗 可采用各类抗抑郁药物,包括5-羟色胺再摄取抑制剂、三环类抗抑郁药等。氟西汀对暴食伴有情绪障碍的患者效果较好。躯体支持治疗可针对不同并发症进行对症处理。

(三)暴食障碍

暴食障碍治疗的基本原则是改善认知,降低暴食行为和减轻体重。心理治疗首选认知行为治疗,通过纠正负性认知从而减少负性情绪和不当的进食行为,能有效控制暴食行为。躯体治疗主要包括消化系统并发症的对症治疗,以及针对肥胖的内科治疗及外科治疗。

四、主要护理诊断/问题

1. 营养失调:低于机体需要量 与拒绝进食有关。

2. 营养失调:高于机体需要量 与强迫进食有关。

3. 有体液不足的危险 与液体摄入减少、自行诱吐、使用利尿剂或导泻剂有关。

4. 无效性否认 与自我发展延迟、害怕丧失对生活的控制感有关。

5. 体像紊乱 与家庭功能不良、对自身体像不满有关。

6. 焦虑 与无助感、对生活缺乏有关。

五、护理措施

(一)饮食护理

制订合理的饮食计划,帮助患者正确认识营养方面的问题;重建正常的进食行为模式,帮助患者正确理解体型与食物的关系。

(二)安全护理

严密监测患者体重;密切观察和记录患者的生命体征、出入量等;注意观察患者皮肤黏膜的色泽、弹性和完整性。对营养不良、脱水等具体情况进行针对性的综合处理。严密观察患者进食时和进食后的行为。

(三)心理护理

在改善进食相关的行为过程中调整患者的认知,尤其是体像障碍,及时处理患者的焦虑、恐惧和抑郁情绪。护士首先要向患者表达关心和支持,与患者建立相互信任的关系,使患者有被接纳感。评估者对肥胖的感受和态度,鼓励患者表达对自身体型的看法;了解亲属或朋友对患者的看法和态度对患者产生了哪些影响。将患者实际的身体尺寸与其主观感受作对比,帮助患者认识到自我认知的偏差。引导患者学会接受现实中的自己。

(四)健康教育

对患者及家属进行宣教,使患者对进食有正确认识,并养成良好的进食习惯。帮助进食障碍患者的家庭找到对患者疾病造成不良影响的因素,鼓励家属参与家庭治疗和集体治疗。

第 2 节 睡眠障碍及护理

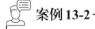

案例13-2 ————

王某,女性,50岁,农民。以入睡困难、夜眠差1月余为主诉就诊。1个多月前无明显诱因出现入睡困难,多梦。次日精神差,乏力,注意力不集中,记忆力差,明显影响家务及田间劳动。因不满意睡眠而心烦、急躁。无明显焦虑、抑郁状态等精神健康问题。

> 问题：1. 请说出患者的主要护理诊断。
> 2. 对患者采取的护理措施有哪些？

一、概　述

睡眠是大脑的一种高级功能，人类的睡眠和觉醒是与自然界昼夜变化大致同步的一种生物节律。这种昼夜节律的变化是人体生物体系的重要功能之一，它为个体提供了恰当的生理及心理环境，使人们在夜间有良好的休息，在白天能进行适当的活动。正常人对睡眠的需求因年龄、个体差异而不同。新生婴儿每天平均睡眠16小时，儿童一般为10小时，成年人为6～8小时，老年人则睡眠明显减少。睡眠质量对健康的影响比睡眠时间更重要。

如果正常睡眠的启动和调节过程发生障碍，就会产生各种睡眠障碍。睡眠障碍是指睡眠-觉醒过程中的各种功能障碍，如睡眠不足、睡眠过度、入睡时间延迟、清醒时间提前、睡眠浅而易醒、白天嗜睡、睡眠-觉醒周期紊乱及发生在睡眠时的其他功能障碍等。在ICD-11中，将睡眠-觉醒障碍独立成章，排列在"精神与行为障碍"及"神经系统疾病"之间，具体包括失眠障碍、睡眠相关运动障碍、嗜睡障碍、睡眠相关呼吸障碍、睡眠-觉醒节律障碍、异态睡眠等。本节主要介绍失眠障碍、嗜睡障碍、睡眠-觉醒节律障碍和异态睡眠。

（一）概念

1. 失眠障碍（insomnia disorder） 是以频繁而持续的入睡困难或睡眠维持困难并导致睡眠满意度不足为特征的睡眠障碍，常影响日间社会功能，可单独诊断，也可与精神障碍、躯体疾病或物质滥用共病，为临床最常见的睡眠障碍。长期严重失眠常给患者的躯体、心理、生活、工作等带来负面影响，甚至会导致恶性意外事故的发生。

2. 嗜睡障碍（hypersomnolence disorder） 是以日间过度思睡及睡眠发作为主要特征的睡眠障碍，包括发作性睡病、特发性睡眠增多等。

3. 睡眠-觉醒节律障碍（sleep-wake rhythm disorder） 指由于内源性睡眠时钟的结构或功能调节紊乱，或与外部环境如光照明暗时相不一致，或与个体所需求的学习、工作及社会活动时间不匹配而引起的睡眠-觉醒紊乱。

4. 异态睡眠（parasomnia disorder） 是指在入睡、睡眠期间或从睡眠觉醒时发生的非自主躯体行为或体验，包括睡眠相关的各种异常、复杂的躯体活动、行为、情绪、感知、梦境和自主神经系统活动，由此可导致自伤或伤及同寝、睡眠中断、不良健康效应和不良心理社会效应，异态睡眠可发生于非快速眼动睡眠（NREM睡眠）、快速眼动睡眠（REM睡眠）或觉醒睡眠转换期间。

（二）病因及发病机制

1. 病因 引起或促发睡眠障碍的因素众多，常见因素包括：①心理社会因素，如生活和工作中的各种不愉快事件；②环境因素，如环境嘈杂、不适光照、过冷过热、空气污浊、居住拥挤或突然改变睡眠环境等；③生理因素，如饥饿、过饱、疲劳、性兴奋等；④精神疾病因素，如焦虑与抑郁障碍时；⑤药物与食物因素，如咖啡因、茶碱、皮质激素、中枢兴奋剂等使用时间不当或过量，药物依赖戒断时或药物不良反应发生时等；⑥睡眠节律变化因素，如夜班和白班频繁变动等；⑦躯体疾病因素；⑧生活行为因素，如日间休息过多、睡前运动过多等；⑨个性特征因素，如过于紧张、焦虑、强迫的人格特征。

2. 发病机制 尽管尚未有被广泛接受的病理机制和假说，目前比较接受的有"过度觉醒假说"和"3P假说"。"过度觉醒假说"认为失眠障碍患者可能处于高觉醒状态，表现为24小时新陈代谢率和心率增快、促肾上腺皮质激素和皮质醇水平升高、睡眠及清醒时脑电频率增快、白天多次小睡潜伏期延长。"3P假说"是用来解释从正常睡眠到慢性失眠进程的认知行为假说，包括失眠的易感因素（如年龄、性别和失眠易感性）、促发因素（如生活事件和应激事件）和维持因素（如不良行为和信念）。

二、护理评估

（一）健康史

评估既往健康状况、病程、亲属中有无睡眠障碍的患者、应用何种药物治疗、效果如何、有无不良反应，实验室及其他辅助检查情况。

（二）精神状况

1. 失眠障碍

（1）失眠症状 主要表现为入睡困难、睡眠不深、易惊醒、自觉多梦、早醒、醒后不易再睡、醒后感到疲乏或缺乏清醒感。以入睡困难最多见，其次是睡眠表浅和早醒等睡眠维持困难，两种情况可单独存在，也可并存，并且两者可以相互转变。

（2）觉醒期症状 失眠往往引起患者次日日间功能损害，常表现为疲劳或全身不适感，日间思睡，焦虑不安，注意力不集中或记忆障碍，社交、家务、职业或学习能力损害等。对失眠的焦虑、恐惧心理可形成恶性循环，从而导致症状持续存在。

2. 嗜睡障碍

（1）发作性睡病 以日间过度嗜睡、猝倒发作、睡眠瘫痪、入睡幻觉及夜间睡眠紊乱为主要临床特征。①日间嗜睡是患者最重要的主诉，表现为日间难以遏制的困倦或陷入睡眠，在单调、无刺激的环境中更容易入睡。一些患者可能在行走、吃饭、说话时突然睡眠发作，而呈现出一些无意识的行为或刻板动作。日间小睡可暂时缓解睡意，但维持时间不长。②猝倒发作表现为清醒期突发的双侧骨骼肌张力下降而意识相对保留，是发作性睡病的特征性表现。通常由大笑、高兴等积极的情绪诱发，负面情绪如愤怒、悲伤等也可诱发。发作时意识清晰，历时短暂，常小于2分钟。③睡眠瘫痪多发生在入睡或醒来时，虽然意识清楚，但无法自主运动或讲话，持续数秒到数分钟，在有意识努力下或外界刺激（身体受到触碰）下可立即恢复正常。④睡眠幻觉多发生在入睡或醒来时，似梦境样体验，多为恐怖或不愉快的内容。⑤夜间睡眠紊乱表现为夜间睡眠中断、觉醒次数和时间增多、睡眠效率下降。

（2）特发性睡眠增多 以日间过度思睡但不伴猝倒为基本特征。患者早晨或小睡后觉醒困难，觉醒耗时长、难以醒转、反复再入睡，伴易激惹、无意识行为和意识模糊。自我报告睡眠时间过长，通常夜间睡眠超过10小时，日间小睡超过1小时，醒后无精神恢复感。

3. 睡眠-觉醒节律障碍
睡眠-觉醒节律紊乱或反常，与个体所需求的学习、工作及社会活动时间不匹配，多伴忧虑或恐惧心理，引起精神活动效率下降，妨碍社会功能。

4. 异态睡眠

（1）睡行症 俗称梦游症，是一种以在深睡眠期突然出现行走为主的一系列复杂动作行为为基本特征的睡眠障碍。患者在睡眠中突然起床，到室内外活动，如跑步、徘徊或做某些游戏活动。不完全清醒，双目向前凝视或闭眼，步态不稳或敏捷，面部无表情，常不语，动作似有目的性。发作时难以被唤醒，通常持续数分钟至数十分钟，之后能自动上床入睡，或被人领回后再度入睡。患者通常不能回忆发作经过。

（2）睡惊症 通常在夜间睡眠后较短时间内发作，患者在睡眠中突然尖叫或哭喊，表情惊恐，伴有心动过速、呼吸急促、皮肤潮红、出汗、瞳孔扩大、肌张力增高等自主神经兴奋表现。每次发作持续1～10分钟。患者难被唤醒，如被强行唤醒，则出现意识或定向障碍。发作时通常不伴梦境，对发作过程通常不能回忆。

（3）REM睡眠期行为障碍（RBD） 以REM睡眠期间出现异常行为为基本特征。发作时常伴随逼真恐怖或暴力的梦境及与梦境内容一致的异常行为，既可见伤人毁物行为，亦可见演讲、大笑、唱歌、叫骂、奔跑等行为，患者在发作后对上述行为通常无记忆。发作时双眼呈闭合状态。

（4）梦魇障碍 以REM睡眠期间反复出现恐怖不安或焦虑的梦境体验为基本特征，常常导致觉醒，并能详细回忆梦境。梦魇通常在夜间睡眠的后半段发作。典型者表现为广泛的、强烈的焦虑和记忆清晰的威胁生存、安全的恐怖梦境，使患者恐惧、紧张、呻吟、惊叫或动弹不得直至惊醒。醒来之后心有余悸，难以再次入睡。

（三）心理-社会状况

评估患者病前性格特点，生活和工作中有无压力过重、情感压抑或遭遇重大生活事件；评估患者家庭成员之间的关系、恋爱或婚姻关系等；评估患者工作、生活、家庭环境有无变化及社会功能受损程度。

 链接 解码睡眠昼夜节律

觉醒、非快速眼动睡眠、快速眼动睡眠所构成的周期性变化是脑内各相关系统互相作用的动态平衡结果。觉醒与睡眠的转换还受昼夜节律过程和睡眠稳态过程的调节。从低等生物到高等生物都存在昼夜节律起搏器，其节律性具有内源性的特征，能够独立于外界环境周期而自身维持，并且接近于24小时，称为生物钟。生物钟能够接受环境信号调节或重新设定。现已明确，视交叉上核是哺乳动物的昼夜节律中枢，参与调节睡眠与觉醒周期等多种节律性活动。2017年诺贝尔生理学或医学奖就颁发给了 Jeffrey C. Hall、Michael Rosbash 和 Michael W. Young 三位科学家，以表彰他们在昼夜生物节律的分子机制方面做出的贡献。

三、治疗要点

（一）失眠障碍

失眠障碍的治疗原则包括：①增加有效睡眠时间和（或）改善睡眠质量；②改善失眠相关性日间功能损害；③减少或消除短期失眠障碍向慢性失眠障碍转化风险；④减少与失眠相关的躯体疾病或与精神障碍的共病风险。

1. 认知行为治疗 主要是针对纠正失眠的维持因素中的不良行为和信念，是失眠障碍的一线治疗方案。失眠认知行为治疗主要包括睡眠限制、刺激控制、认知治疗、放松训练治疗和睡眠卫生5部分。失眠的认知行为治疗一般以6～8周为1个周期，疗效可延续6～12个月。对于慢性失眠患者，失眠的认知行为治疗与药物疗法的短期疗效相当，但长期来看，失眠的认知行为治疗疗效优于药物治疗。

2. 药物治疗 在病因治疗、认知行为治疗和睡眠健康教育的基础上，酌情给予镇静催眠药。个体化、按需、间断、足量给药。连续给药一般不超过4周，如需继续给药，需在每个月定期评估。常用药物有苯二氮䓬类药物（如地西泮、艾司唑仑、劳拉西泮等）、非苯二氮䓬类药物（如唑吡坦、佐匹克隆、扎来普隆等）、镇静类抗抑郁药（如曲唑酮、米氮平、多塞平等）及镇静类抗精神病药（如喹硫平、奥氮平）。

3. 中医治疗 失眠在中医学中称为不寐，在辨证施治的基础上采用个体化综合治疗，常见治疗方法包括中药、针灸、按摩、健体操等。

（二）嗜睡障碍

1. 发作性睡病 治疗原则包括：①通过支持性治疗和药物治疗减少日间嗜睡、控制猝倒发作、改善夜间睡眠；②调适心理行为，帮助患者尽可能地恢复日常生活和社会功能；③尽可能减少发作性睡病伴随的症状或疾病；④减少和避免药物干预带来的不良反应。常用药物有莫达非尼、哌甲酯、文拉法辛、瑞波西汀、氯米帕明、氟西汀、唑吡坦、佐匹克隆等。

2. 特发性睡眠增多　病因不明，仅为对症治疗，可适当给予中枢神经兴奋剂如哌甲酯、莫达非尼等药物来保持日间清醒。注意睡眠卫生、保持健康生活方式、限制卧床时间可能很有帮助。若怀疑有抑郁障碍，应首选抗抑郁药治疗。

（三）睡眠-觉醒节律障碍

联合采用睡眠卫生教育及行为指导、调整睡眠时间、重置生物时钟（定时光照、定时服用褪黑素、定时运动）等多种方法尽快重置昼夜节律；同时进行必要的药物治疗，按需服用催眠剂与促觉醒药物。

（四）异态睡眠

对异态睡眠的治疗包括减少发作次数和防止发作时意外事故的发生。首先向家属及患者解释该病的特点，减轻心理压力。确保其睡眠环境的安全性，如睡前关好门窗，收拾好各种危险物品，清除障碍物等，以防患者发作时外出走失或引起伤害自己及他人的事件。异态睡眠频繁发作的成年人、症状严重者或有睡眠相关伤害行为的患者需考虑药物治疗，如氯硝西泮和地西泮；也可试用抗抑郁药物口服，如氟西汀、曲唑酮、阿米替林、氯米帕明等。对年轻患者可采用包括自我催眠疗法和松弛练习在内的心理行为治疗。

四、主要护理诊断/问题

1. 睡眠型态紊乱　与社会心理因素刺激、焦虑、睡眠环境改变、药物影响等有关。
2. 疲乏　与失眠、异常睡眠引起的不适状态有关。
3. 焦虑　与睡眠型态紊乱有关。
4. 无能为力感　与长期处于失眠或异常睡眠有关。
5. 有受伤的危险　与睡行时意识模糊、不识危险有关。

五、护理措施

（一）失眠障碍的护理

对失眠障碍的护理重在心理护理，通过各种心理护理措施，帮助患者认识失眠，纠正不良睡眠习惯，重建规律、有质量的睡眠模式。

1. 消除诱因
（1）建立信任的护患关系　对于由心理因素、不愉快情绪导致的失眠，心理护理的重点在于建立良好的护患关系，加强护患间的理解与沟通，了解患者深层次的心理问题。
（2）支持性心理护理　运用支持性心理护理，帮助患者认识心理刺激、不良情绪对睡眠的影响，使患者学会自行调节情绪，正确面对心理因素，消除失眠诱因。
（3）认知疗法　失眠患者由于过分担心失眠，常常焦虑、紧张，结果更加睡不着，形成恶性循环。对这些患者，使用认知疗法可帮助其了解睡眠的基本知识，如睡眠的生理规律、睡眠质量的高低不在于睡眠时间的长短、失眠的原因和根源。引导患者正确认识睡眠，以正确的态度对待失眠，解除心理负担，纠正恶性循环状态。

2. 睡眠知识宣教　教会患者自我处理失眠的各种措施，包括：①生活规律，三餐、工作、睡眠的时间尽量固定。②营造最佳的睡眠环境，选择合适的寝具，保持空气流通，避免噪声干扰，维持适当的温度和湿度，避免光线过亮。③午睡不超过半小时并在下午一点半前完成午睡；避免长时间卧床；不在床上做与睡眠无关的事情。④睡前2小时避免易兴奋的活动，如看刺激、紧张的电视节目，进食，长久谈话等，避免进食浓茶、咖啡、巧克力等兴奋剂；用熟悉的物品或习惯帮助入睡，如用固定的被褥、听音乐等；使用睡前诱导放松的方法如腹式呼吸、肌肉松弛法等，帮助患者有意识地控制自身的心理生理活动，降低唤醒水平。⑤正确使用镇静催眠药。

3. 重建规律、有质量的睡眠模式

（1）刺激控制训练 属于行为疗法的一种，目的是帮助失眠患者减少与睡眠无关的行为和建立规律性睡眠 - 觉醒模式的手段。要求患者做到以下几点：把床当作睡眠的专用场所；感到想睡觉才上床；不在床上做与睡眠无关的事情，如看书、聊天等；躺在床上如果没有了睡意就立刻起床到另一个房间，直到有困意才上床；无论夜间睡眠质量如何，都必须按时起床；避免白天睡觉，目的是形成对床的条件反射。这些方法看似容易，但患者往往由于各种因素不能完全做到，因此需要护士有规律地随访、指导和督促。

（2）睡眠定量疗法 失眠的患者常常在床上待很长时间，希望能弥补一些失去的睡眠，但结果往往适得其反。因此睡眠定量疗法的主要目的是使失眠者减少在床上的非睡眠时间，增加有效的睡眠时间。具体做法：如果患者每晚在床上的时间是9小时，但实际睡眠时间为5.5小时，即通过推迟上床或提前起床来减少患者在床上的时间至5.5小时，然后将患者上床睡眠的时间每周增加15分钟，每天早晨固定时间起床，保证在床上的时间有85%～90%用于睡眠。该方法可使轻度失眠患者症状不断改善，获得较好睡眠。

（3）其他疗法 ①矛盾意向训练，说服患者强迫自己处于清醒状态。如果失眠者试着不睡，减少了为入睡做出的过分努力，其紧张焦虑情绪会因此逐渐减轻，失眠症状也随之改善。②暗示疗法，适用于暗示性较强的失眠障碍患者，可选用某些营养药物作为安慰剂，配合暗示性语言，诱导患者进入睡眠。③光疗，给予一定强度的光和适当时间的光照，以改变睡眠 - 觉醒节律。

通过以上方法，引导患者养成良好的睡眠卫生习惯，逐步纠正睡眠 - 觉醒程序，使之符合通常的昼夜节律，从而获得满意的睡眠质量。

（二）其他睡眠障碍的护理

对嗜睡障碍、睡眠 - 觉醒节律障碍、异态睡眠等睡眠障碍患者无特殊性的护理措施，主要任务是保证患者发作时的安全，消除或减轻发病的诱发因素以减少发作次数，以及消除患者和家属的恐惧心理。

1. 保证患者安全 嗜睡障碍患者要避免从事可能因突然进入睡眠而导致意外发生的活动和工作，如开车、高空作业等。对于睡行症患者，要保证夜间睡眠环境的安全，如给门窗加锁，防止患者睡行时外出、走失；清除环境中的障碍物，防止患者被绊倒、摔伤；收好各种危险物品，防止患者伤害自己和他人。

2. 消除心理恐惧 多数患者和家属对异态睡眠带有恐惧心理，甚至会带有迷信的看法，影响他们生活的往往不是疾病本身，而是因对疾病不了解产生的惧怕、恐慌心理。因此，要帮助他们认识该病的实质、特点及发生原因，以纠正其对该病的错误认识，消除恐惧、害怕心理。

3. 减少发作次数 尽量减少可能的诱发因素如饮酒、睡眠不足等。建立规律的生活，避免过度疲劳和高度紧张，白天定时小睡，减少心理压力，可使患者减少发作次数。发作频繁的患者可在医生的指导下服用药物，也可减少发作。

（三）健康教育

1. 睡眠知识宣教 给患者讲解睡眠及疾病的相关知识，帮助患者正确认识睡眠及该疾病，消除由于睡眠障碍而造成的焦虑、恐惧等；同时要增强患者的安全意识，以防意外的发生。

2. 用药指导 指导患者严格在医生指导下用药，严禁自行用药或调整剂量，造成药物依赖等。注意用药安全，服药期间不可饮酒，以免引起不良反应。

自测题

A1/A2型题

1.神经性厌食的核心症状是（　　）

　　A.想方设法控制体重

　　B.恐惧肥胖，关注体型

　　C.秘密清除行为

　　D.严重消瘦

　　E.情绪障碍

2.失眠障碍最常见的症状是（　　）

　　A.入睡困难　　　　　　B.睡眠浅

　　C.睡后易惊醒　　　　　D.多梦早醒

　　E.睡眠感缺失

3.关于进食障碍患者的护理，下列措施错误的是（　　）

　　A.监测患者饮食摄入量

　　B.向进食障碍患者讲解低体重的危害

　　C.厌食患者体重恢复过程要每周增加1～2kg为宜

　　D.就餐速度不宜过快或过慢

　　E.进食时和进食后需严密观察患者

4.关于对睡眠障碍患者的护理，下列措施错误的是（　　）

　　A.了解患者深层次的心理问题，消除失眠的诱因

　　B.对于睡行症患者的护理主要侧重于保证患者发作时的安全

　　C.睡行症患者症状发作时，应该唤醒他并安慰他

　　D.指导患者按医嘱服用药物

　　E.运用行为治疗，重建患者规律、有质量的睡眠模式

5.患者，女性，15岁。担心肥胖而节食1年余，近半年来患者食欲差，厌食，考虑为神经性厌食症。对该患者最合适的处理措施是（　　）

　　A.顺应患者心理

　　B.培养健康性的心理

　　C.长期服用促消化药物

　　D.安排丰富的业余生活

　　E.引导其树立正确的审美观

6.患者，女性，21岁。因研究生入学考试压力大，近几个月来出现入睡困难，睡眠表浅，多梦早醒，醒后不易入睡，最可能出现了（　　）

　　A.嗜睡障碍　　　　　　B.睡惊症

　　C.睡行症　　　　　　　D.失眠障碍

　　E.梦魇障碍

（吕文艳）

第14章
神经发育障碍患者的护理

第1节　智力发育障碍及护理

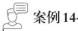

案例14-1

患者，男性，9岁，小学二年级学生。因学习成绩差就诊。患者7岁入学，老师发现患者上课时能安静听课，但反应速度慢，记忆力差，经常不能独自完成课堂作业，需要老师辅导。家庭作业也需要母亲辅导才能完成。所有学科考试成绩不及格。2岁开始学步，3岁开始学叫"妈妈"。4岁时进幼儿园，但自我照顾能力比其他同龄儿童差。精神检查：被动接触合作，对任何问题回答均很认真。语言清晰、流畅。智力普遍性减退，不能说出一年有几个月、分几个季节。不会讲同义词或反义词、词汇量少。抽象思维能力、理解判断力均差。远、近记忆尚可，情绪比较愉悦，自知力存在。辅助检查：韦氏儿童智力量表评分60分。

问题：1. 请说出患者的主要护理诊断。
　　　2. 对患者采取的护理措施有哪些？

一、概　　述

（一）概念

智力发育障碍（intellectual development disorder）在ICD-10中被称精神发育迟滞（metal retardation），是发生于发育阶段，即中枢神经系统发育成熟（18岁）之前，以智力发育迟缓和社会适应能力低下、未能达到相应年龄水平为主要临床表现的一种神经发育障碍。1988年全国8个省的流行病学调查结果显示，在0～14岁儿童中，智力发育障碍的患病率为1.2%，其中城市0.7%，农村1.4%；男性患者略多于女性，男女之比约1.5：1。

（二）病因及发病机制

引起智力发育障碍的病因十分复杂，总的来说大致可概括为生物学因素、社会心理因素两类。

1. 生物学因素

（1）遗传因素　如唐氏综合征、脆性X染色体综合征（fragile X syndrome）、苯丙酮尿症、半乳糖血症、颅脑先天性畸形等。

（2）母孕期损伤和围生期因素　如妊娠期各种病毒感染，接触毒性物质和药物、烟酒、放射性物质，以及妊娠期疾病、营养不良等；围生期因素，如缺氧、产伤、母婴血型不合所致胆红素脑病等。

（3）出生后因素　如婴幼儿期中枢神经系统感染、严重颅脑损伤等各种原因引起的缺氧、婴幼儿期营养不良、甲状腺功能减退等。

2. 社会心理因素　根据流行病学调查显示，贫穷与本病患病率相关。另外，早期被隔离，使儿童缺乏接受文化教育或人际交往机会，会对儿童的智力发育造成影响。

二、护理评估

（一）健康史

1. 评估患者发病的时间、具体表现、有无诱因、就医经过等。

2. 评估患者生长发育过程如何。

3. 评估母亲孕期及围生期有无异常及家族病史等。

（二）精神状况

智力障碍的主要临床特点为智力低下和社会适应能力差，可伴有一些精神症状和躯体疾病。根据智力水平和社会适应能力缺损程度分为轻度、中度、重度、极重度四级。

1. 轻度智力障碍 智商为50～69，约占智力障碍的85%。患者在学习和理解复杂的语言概念及学习技能方面表现出困难。患者在幼儿期即可表现出语言发育延迟、理解和分析能力差、抽象思维发展落后，最终难以或只能勉强完成小学学业。大部分患者日常生活能自理。成年以后智力水平相当于9～12岁正常儿童。

2. 中度智力障碍 智商为35～49，约占智力障碍的10%。患者从幼年开始智力和运动发育均明显较正常儿童迟缓，发音含糊不清，词汇贫乏，以致不能完整表达意思，不能适应普通小学的学习。生活技能差，经训练后能学会一些简单的生活技能，在监护下可做简单重复的劳动。成年以后智力水平相当于6～9岁正常儿童。

3. 重度智力障碍 智商为20～34，占智力障碍的3%～4%。患者出生后表现出明显的发育迟缓，语言和学习能力非常有限，词汇很少，用单字或短语进行表达，不能理解书面语言或数字、数量和时间概念。日常生活需人照料和指导。成年以后智力水平相当于3～6岁正常儿童。

4. 极重度智力障碍 智商为0～20，占智力障碍的1%～2%。患者拥有非常有限的沟通能力，不会说话也听不懂别人的语言。不认识人和环境，毫无防御和自卫能力，常合并严重的神经系统发育障碍和躯体畸形，完全依靠别人的照顾生活。成年以后仅能达到3岁以下正常儿童的智力水平。

（三）心理－社会状况

评估患者的性格特征、兴趣爱好、学习、语言、社会交往能力；评估家属受教育程度、对该疾病的认识程度、家庭经济状况，有无不正确的养育方式等。

 链接 Wechsler 儿童智力量表

Wechsler 儿童智力量表，是美国心理学家 D. 韦克斯勒（D. Wechsler）1949 年编制的用于评定 6～16 岁个体智力水平的他评成套测验。原始版本包括 12 个分测验、2 个分量表，即言语量表（常识、领悟、算术、相似性、数字广度和词汇）和操作量表（图片填充、积木图、物体拼凑、图片排列、编码和迷津）。第 4 版 Wechsler 儿童智力量表英文原版共 15 个分测验，中文版共 14 个分测验。

三、治疗要点

治疗的原则是早发现，早诊断，查明原因，早期干预。以教育和训练为主，药物治疗为辅。智力障碍一旦发生难以逆转，因此重在预防。预防措施包括：产前遗传性疾病监测和遗传咨询，围生期保健和积极治疗围生期并发症，产前先天性疾病的诊断，新生儿遗传代谢性疾病筛查，高危儿童的健康筛查，预防和尽早治疗中枢神经系统疾病；另外，加强全社会的健康教育和科普宣传，提倡非近亲结婚、科学健康的生活方式等，都是预防智力低下的重要方法。

1. 教育和训练 根据疾病严重程度分级，制订教育训练的目标和内容，由家长、教师、临床心理治疗师和职业治疗师共同参与，帮助患者提高智力，增强生活自理能力，培养一定的劳动技能。如轻度患者训练的目标旨在成年后能自食其力，因此职业技能训练是重点；中度患者训练重点在于生活自理能力和社会适应能力的培养；重度患者则以改善其简单生活能力及自卫能力为主。

2. 药物治疗　病因明确者予以病因治疗，如苯丙酮尿症、半乳糖血症给予特殊饮食，先天性甲状腺功能减退给予激素替代治疗等。对于不同的精神症状给予相应的对症治疗，若患者伴有精神运动性兴奋、攻击行为或自伤行为，可选用利培酮、氟哌啶醇、奋乃静。

四、主要护理诊断/问题

1. 营养失调：低于机体需要量　与智力低下导致食欲减退、消化不良有关。

2. 进食、沐浴、穿着、如厕自理缺陷　与智力低下、认知障碍有关。

3. 有受伤的危险　与智力低下、认知及情感障碍有关。

4. 言语沟通障碍　与智力发育障碍所致语言能力下降或丧失有关。

5. 社交孤立　与学习能力下降、社会适应能力不足等有关。

五、护 理 措 施

（一）基础护理

护理人员为患者制订规律的生活作息制度，培养患者良好的生活习惯。根据病情轻重程度，合理安排日常活动，提供或协助日常生活护理。某些遗传代谢性疾病需通过严格的饮食控制预防或减轻症状。密切观察患者进食、睡眠、排泄等生活自理情况，并针对出现的问题进行护理干预。

（二）安全护理

保证活动场所环境安全，设施简单实用，严禁存放危险物品，外出需专人陪护。密切观察患者的精神症状和躯体症状，防止延误病情。教导患者用正确的方式表达内心感受和需求，避免患者出现冲动伤人行为。

（三）症状护理

1. 生活自理能力训练　根据患者的智力水平及现有的生活技能，制订详细、具体的训练计划。训练计划的内容应该由简单到复杂，每一个生活技能都要分解为若干个小动作来完成。如穿鞋可分为识别左右只鞋、放好左右只鞋的位置、把双脚正确地放到左右只鞋中、系鞋带、整理等。训练的过程中要保持足够的耐心、循序渐进，当患者掌握了一个小动作之后再开始下一个动作，不能急躁，更不能急于求成。当患者完成训练目标时要及时给予表扬和鼓励。

2. 语言功能训练　重视语言发育和沟通交流训练。通过与教师和家长的密切协作，由易到难，循序渐进，反复强化，采取生动形象的方法，通过教和模仿，配合图片、实物和动作，使患者掌握更多的词汇。训练过程中要有耐心，切勿操之过急。

3. 职业技能训练　根据患者智力程度和动作发展水平进行训练，尽量选择一些简单、易学的工种，按照不同患者的特点和能力，进行职业技能培训，使其能达到独立生活、自食其力的目标。

4. 社会适应能力训练　根据患者社会能力的严重程度制订计划，安排患者多参加集体娱乐活动，锻炼其与人合作协调的能力，通过活动寻找患者的兴趣爱好。支持和鼓励患者的特殊技能，同时训练患者的防御能力，教会其躲避危险，保证自身安全，从而逐渐适应社会环境。

（四）药物治疗护理

按医嘱使用药物，观察其治疗效果和不良反应，如有无外周自主神经功能障碍的症状，有无低血糖、锥体外系不良反应等，一旦出现及时报告医生给予对症处理。

（五）心理护理

建立良好的护患关系，关心、尊重患者，减少患者的不安全感。做好家属的心理护理，与家属密切配合，保证治疗方案的实施。

（六）健康教育

1. 积极开展优生优育的宣传教育工作，严格限制近亲结婚，重视婚前检查，孕期定时产检，一旦发现异常及时终止妊娠。

2. 指导家属了解疾病的相关知识，减轻焦虑情绪，有助于实施对患者的教育和康复训练，坚定他们对治疗和训练的信心。

3. 教育患者对训练应保持足够的耐心和爱心，反复讲解和重复教育训练的内容，直到患者能真正理解和接受为止。对于患者所取得的成绩要及时给予鼓励和强化。

第2节　孤独症谱系障碍及护理

 案例14-2

患者，男性，5岁，幼儿园中班，因语言交流能力差就诊。2岁时不会说完整句子，3岁进幼儿园后很少与其他儿童一起玩耍。与亲人和周围的人很少有目光的接触，客人来访时从来没有感到高兴的情感反应。当需要东西时不会用语言说出来，而是拉着大人的手走到自己想要的东西跟前。喜欢玩纸盒或排列麻将牌，有时一个人可以玩耍2～3小时，在玩耍时父母呼唤他或与他讲话都不予理睬。精神检查：合作欠佳，无眼神交流，对名字没有反应，对声音亦无反应，无法配合完成指认、命名、模仿等指令。独自玩矿泉水瓶盖，若取走，便哭闹不止。对于父母进出诊室无反应。无法进行深入检查。

问题：1. 请说出患者的主要护理诊断。

2. 对患者采取的护理措施有哪些？

一、概　　述

（一）概念

孤独症谱系障碍（autism spectrum disorder，ASD）起病于婴幼儿时期，主要表现为不同程度的社会交往障碍、语言发育障碍、兴趣狭窄和行为方式刻板三组症状，多数患者伴有智力障碍，预后差。我国报道2013年孤独症谱系障碍患病率为0.7%。

（二）病因及发病机制

病因尚未阐明，可能相关的因素如下。

1. 遗传因素　对孤独症谱系障碍的作用已明确。家系研究发现孤独症谱系障碍同卵双生子和异卵双生子的同病率分别为96%和27%，常染色体2号和7号上有孤独症谱系障碍相关基因，约15%患者存在基因突变。

2. 神经生化　研究发现，患者5-羟色胺（5-HT）神经递质和γ-氨基丁酸抑制系统异常。

3. 神经病理　脑结构磁共振研究发现不同年龄阶段的孤独症谱系障碍患者脑体积与正常对照组有差异，推测患者在大脑发育可塑性关键期存在异常。

4. 免疫系统异常　孤独症谱系障碍患者免疫系统可能存在缺陷，如有研究发现胎儿的淋巴细胞对母亲抗体产生反应，导致胎儿神经系统受损的可能性增加。

二、护 理 评 估

（一）健康史

1. 评估患者发病的时间、具体表现、有无诱因、就医经过等。

2. 评估患者既往病史，是否有躯体疾病、是否有家族遗传等。

（二）精神状况

孤独症谱系障碍以语言与交流障碍，社会交往障碍，兴趣范围狭窄、刻板重复动作为主要核心症状。

1. 语言与交流障碍 是大多数患者就诊的主要原因。患者语言发育延迟或障碍，一般在2～3岁时还不能说出有意义的单词和最简单的句子，不能用语言进行人际交流。4～5岁开始能说单词，然后说出简单句子，但可出现错用代词，如把自己称为"他"等。患者讲话时也毫不在意别人是否在听，好像是在自言自语。说话时语句单调平淡，缺乏抑扬顿挫和感情，很少注视对方的目光。不会主动地找人交谈也不会向他人提出问题。常有模仿语言或刻板重复语言，如模仿曾经从电视里听到的句子，重复别人刚说过的话，或反复询问同样一个简单的问题。当患者还不会使用语言时，往往以动作来表达自己的愿望和要求。例如，用手指向需要的东西，或脱裤子示意需要上厕所。患者的身体语言，如点头、摇头、手势、面部表情的变化也明显少于正常同龄儿童。

2. 社会交往障碍 患者表现出极度孤独，和他人无目光对视，不期待甚至拒绝父母或他人的拥抱与爱抚，不能与父母建立正常的依恋关系。不参加集体游戏，也不会主动接触别人，不能和同龄儿童之间建立正常的伙伴关系。

3. 兴趣范围狭窄、刻板重复动作 患者对于一般儿童所喜爱的游戏、玩具都不感兴趣，尤其是需要想象力的游戏，而对一些非玩具性的物品却很感兴趣，如瓶盖、电风扇等圆形的可转动的东西，可以数十分钟，甚至持续几个小时而无厌倦感。患者可有反复拍手、转圈、跺脚等刻板动作。

4. 智力障碍 75%～80%患者伴有不同程度的智力障碍。其中，1/3为轻度到中度智力低下，其余为重度到极重度智力障碍。患者的智力各方面发展不平衡，一般操作性智商较言语性智商高。另外有个别患者在智力低下背景下可表现出某一特殊能力，如对路线、人名等具有超常的机械记忆力和对日期的推算能力及计数能力。患者的最佳能力与最差能力之间的差距非常大，但多数患者的最佳能力仍然低于同龄儿童。智力水平正常或接近正常者被称为高功能型孤独症谱系障碍，有明显智力损害者被称为低功能型孤独症谱系障碍。

（三）心理-社会状况

评估患者是否依恋父母，是否愿意与同伴交流；评估患者有无言语发育低下，是否正确理解并运用语言，有无体态语言，评估言语的语音、语调、语速等；评估家庭及社会支持系统，患者父母对该病的认识程度及家庭经济状况等。

三、治 疗 要 点

孤独症谱系障碍是严重影响患者社会功能的慢性疾病，因此，早诊断、早干预、坚持长期的治疗干预对改善患者预后具有非常重要的意义。

1. 康复训练 是改善儿童孤独症谱系障碍核心症状、提高患者社会适应能力和生活质量的最有效方法。训练目标是促进患者的语言发育，提高社会交往能力，掌握基本生活技能和学习技能。在早期应该接受行为和发育方面的一对一强化训练，学龄前患者多数不能适应幼儿园的教育，可在康复机构或特殊教育学校接受康复治疗师和特殊教育教师等提供的康复训练和特殊教育。学龄期患者的语言交流能力和社交能力有所提高以后，部分患者可以到普通小学与同龄儿童一起接受教育，部分患者需要继续接受特殊教育。

2. 药物治疗 目前还缺乏能够改变孤独症谱系障碍患者的病程、改善核心症状的药物。若患者伴随的精神神经症状明显，或威胁到自身或他人安全，或严重干扰患者接受教育和康复训练、影响日常生活，可使用相应药物对症治疗。

链 接 孤独症谱系障碍患者的预后

孤独症谱系障碍呈长期慢性病程，虽然少数患者具有较好的预后，但是绝大多数患者病程将持续终生。5 岁时语言发育水平对预后影响很大，若缺乏有意义语言，不能会话，则预后很差。患者的智力水平也是预后相关的重要因素，智力正常患者预后良好，若伴有智力低下则预后较差。尽早接受良好的康复训练和教育有助于改善预后。

四、主要护理诊断/问题

1. 营养失调：低于机体需要量 与自理缺陷、行为刻板有关。

2. 进食、沐浴、穿着、如厕自理缺陷 与智力低下有关。

3. 有受伤的危险 与感知觉障碍、情绪不稳有关。

4. 社交孤立 与学习能力下降、缺乏社会适应能力有关。

5. 言语沟通障碍 与语言发育障碍有关。

6. 父母角色冲突 与缺乏疾病知识、家庭照顾困难有关。

五、护 理 措 施

（一）基础护理

密切观察患者的进食、睡眠、大小便等情况，帮助患者制订有规律的生活作息制度，培养良好的个人卫生习惯。提供营养丰富、高维生素食物，保证充足的睡眠。根据患者的病情轻重程度，协助或提供日常的生活护理。

（二）安全护理

提供安全的环境，避免有危险隐患的物品和设施，如热水瓶、药品、剪刀、电源插座等。密切观察患者情绪状况及活动情况，严防冲动、自伤及伤人行为，必要时专人护理。

（三）症状护理

1. 社交能力训练 熟悉患者的兴趣爱好，利用患者感兴趣的物品吸引其目光，教会患者注视他人的眼睛和脸，通过反复训练提高其注意力；鼓励患者积极参加游戏，学会遵守游戏规则和社会规范。在人际交往训练中，可从他最熟悉的最不排斥的人开始，然后慢慢地接触一个同龄的伙伴、多个同龄的伙伴，逐渐扩大患者的交往范围。鼓励患者用语言表达自己的意愿，当患者以哭闹、发脾气等方式表达需求时，避免立即给予回应，而应在其完成指令行动后予以满足。

2. 语言沟通训练 语言训练要个体化、逐步进行。首先应评估患者现有的语言水平，根据其层次制订训练计划。通过与家长协作，创造一定的语言环境，从认物、命名到表达，从简单的发音到完整的句子，使患者掌握更多的词汇。当达到一定程度时，让其参加各种语言交流游戏，同时带领患者接触自然环境，将感知与语言联系起来，强化对语言的理解。

3. 行为矫正训练 不要一味迁就患者的刻板、强迫行为，协助患者接受改变。了解其发脾气、冲动的原因，针对原因进行处理，给予患者关心和爱抚，纠正其自伤、自残行为。训练时要有耐心，不应急于求成。

4. 生活技能训练 制订一份有具体明确步骤且有可行性的生活技能训练计划，根据患者的接受和掌握程度，由简单到复杂，并重复强化，直至患者学会。

（四）药物治疗护理

按医嘱使用改善症状的药物，观察其治疗效果和不良反应。

（五）心理护理

建立良好的护患关系，观察患者的情绪变化，关心支持尊重患者。同时，做好家属的心理护理，增强其战胜疾病的信心。

（六）健康教育

帮助患者家长正确认识疾病的性质、病因、临床特征及预后，鼓励其以平和的心态和积极的态度教育训练患者，切忌操之过急。帮助家长面对现实，调整好心态，避免产生互相埋怨、自责等负面情绪，鼓励家长积极配合医护人员一起训练患者。向家长讲明因儿童处于身心发育时期，其情感、语言、行为都可不断地发展，早期良好的教育和训练对患者疾病的康复有着非常重要的意义。

第3节 注意缺陷多动障碍及护理

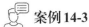

案例14-3

　　患者，男性，9岁，小学四年级。因注意力不集中、活动过多、学习成绩下降而就诊。患者在幼儿园时就比其他孩子明显表现出多动行为。上小学以后这种情况更加严重。上课时不遵守纪律，用笔乱写乱画，小动作不断，老师讲课也常大喊大叫地打断，甚至在课堂上乱跑，不听管教。喜欢晃椅子，注意力不集中，老师批评或暗示后没有什么效果；在家里则表现得任性、冲动，遇到想办的事情若父母不能满足，便大喊大叫。此外，精力特别充足，做作业时总是边做边玩，注意力难以集中。精神检查：神志清、话多、智力水平中等，不能集中注意力与医生交流，不断翻动诊室的物品。情绪不稳定，在谈论病情时，和父母发脾气。

　　问题：1. 请说出患者的主要护理诊断。

　　　　　2. 对患者采取的护理措施有哪些？

一、概　　述

（一）概念

注意缺陷多动障碍（attention deficit and hyperactive disorder，ADHD）主要临床表现是明显的注意力不集中和注意持续时间短暂，活动过多和冲动，导致学习效率低下和人际交往困难。据统计，我国儿童注意缺陷多动障碍患病率为6.7%～7.8%。早期识别、诊断和规范治疗可显著改善注意缺陷多动障碍的预后。

（二）病因及发病机制

目前认为注意缺陷多动障碍是由复杂的遗传易感性和环境危险因素暴露相互作用所致，通常发生于胎儿或出生早期。

1. 遗传因素 家族研究、双生子研究、领养研究和分子遗传学研究支持遗传因素是注意缺陷多动障碍的重要发病因素。

2. 神经生化 目前公认有多巴胺、去甲肾上腺素及5-羟色胺假说，发现注意缺陷多动障碍患者中枢神经系统多巴胺和去甲肾上腺素神经递质的功能低下，5-羟色胺功能亢进。

3. 神经解剖和神经生理结构 磁共振成像（MRI）发现患者额叶发育异常和双侧尾状核头端不对称。功能MRI还发现注意缺陷多动障碍患者存在脑功能的缺陷，如额叶功能低下，在额叶特别是前额叶、基底节区、前扣带回皮质、小脑等部位功能异常激活。

4. 环境因素 患者母亲妊娠时年龄大、吸烟和饮酒，患者早产、产后出现缺血缺氧性脑病或有甲状腺功能障碍，儿童期病毒感染、脑炎、脑膜炎、癫痫及接触某些毒素和药物等均与注意缺陷多动障碍的发生有关。

5. 家庭和心理社会因素 家庭破裂，父母教养方式不当，父母性格不良，家庭经济困难，住房拥挤，童年与父母分离、受虐待，学校的教育方法不当等因素。

二、护 理 评 估

（一）健康史

1. 评估患者发病的时间、具体表现、有无诱因、就医经过等。

2. 评估患者既往健康史、药物过敏史、母孕产史及家族史等。

（二）精神状况

注意障碍、活动过多及行为冲动是注意缺陷多动障碍的三个核心症状，具有诊断价值。

1. 注意障碍 是本病的最主要症状，表现在听课、做作业或其他活动时注意难以持久，容易因外界刺激而分心，或常常不断从一种活动转向另一种活动。患者在活动中不能注意到细节，经常因为粗心发生错误。在与成人交谈时心不在焉，似听非听。经常有意回避或不愿意从事需要较长时间持续集中精力的任务，如课堂作业或家庭作业，也不能按时完成这些作业或指定的其他任务。经常遗失玩具、学习用具，忘记日常的活动安排，做事拖拉，丢三落四。

2. 活动过多 与同年龄、同性别儿童相比，患者表现出明显的活动过度，小动作多，忙个不停，在教室或其他要求安静的场合擅自离开座位，到处乱跑或攀爬，难以从事安静的活动或游戏。多动症状会随着年龄的增长而减轻。

3. 行为冲动 患者克制能力缺乏，情绪控制差，易发脾气，做事冲动，不考虑后果。常与同伴发生打斗或纠纷，喜欢插嘴及干扰别人活动。

4. 学习困难 因注意力障碍和多动影响课堂上的听课效果、完成作业的速度和质量，致使患者学习困难、成绩差，常低于其智力所应达到的学业水平。

5. 神经精神发育异常 患者的精细动作、协调运动、空间位置觉等发育较差。如翻手、对指运动、系鞋带和扣纽扣都不灵便，左右分辨也困难。少数患者伴有语言发育延迟、语言表达能力差、智力低下等问题。少数患者伴有语言发育延迟、语言表达能力差等问题。

（三）心理-社会状况

评估患者学习、社会交往能力，有无学习困难，成绩好坏；与伙伴交往情况，是否合群，游戏时能否遵守规则；是否听从家长和老师的管教，能否适应学校环境。评估家庭及社会支持系统、家属对该病的认识程度、家庭经济状况等；有无不正确的养育方式。

三、治 疗 要 点

根据患者及其家庭的特点制订综合性治疗方案。药物治疗能够短期缓解症状，对于疾病导致患者及其家庭的一系列不良影响则更多地依靠非药物治疗方法。

1. 心理治疗 通过及时对患者的行为予以正性或负性的强化行为治疗，提高患者的社会交往技能。认知行为治疗则是主要解决患者的冲动性问题，提高患者解决问题的能力，以正确识别和选择恰当的行为方式。

2. 药物治疗 药物能改善注意缺陷，减轻活动过多症状，在一定程度上提高学习成绩，改善患者与同学和家长的不良关系。中枢兴奋剂代表药物为哌甲酯，能改善患者注意缺陷，减轻多动及冲动，在一定程度上提高其学习成绩，改善患者与家庭成员的关系。因有中枢兴奋作用，晚上不宜使用。选择性去甲肾上腺素再摄取抑制剂，其代表药物为托莫西汀，其疗效与哌甲酯相当且不良反应少，耐受性好，最常见的不良反应是胃肠道反应，需饭后服药。

3. 家庭教育和学校干预 让家长学习和掌握解决家庭问题、与孩子共同制订明确的奖惩协定、有效地避免与孩子之间的矛盾和冲突等技巧。教师需要针对患者的特点进行教育，避免歧视、体罚或其他粗暴的教育方法，恰当运用表扬和鼓励的方式提高患者的自信心和自觉性，通过语言或中断活动等方式否定患者的不良行为。

四、主要护理诊断/问题

1. 营养失调：低于机体需要量 与患者活动增多、体力消耗大有关。

2. 进食、沐浴、穿着、如厕自理缺陷 与患者注意障碍、活动过多等有关。

3. 有对他人/自己实施暴力的危险 与患者易冲动、情绪不稳、控制力差有关。

4. 社交孤立 与患者注意缺陷、多动、品行障碍等有关。

五、护理措施

（一）基础护理

制订规律的生活作息制度，保障营养的供给，注意患者的个人卫生，保持充足的睡眠。密切观察患者进食、睡眠、排泄等生活自理情况，必要时给予训练和督导，帮助患者养成良好的生活习惯。

（二）安全护理

保持环境安静舒适，确保患者活动场所安全，设施简单，物品简化，避免因患者协调运动或精细动作笨拙而导致受伤。专人看护，避免接触危险品。严密观察患者的情绪和冲动行为，一旦出现急躁情绪或冲动行为，应正确引导，防止出现意外。尽量避免患者参加具有竞争性和危险性的游戏。

（三）症状护理

1. 社会交往技能训练 注意缺陷多动障碍患者常因不恰当的语言及动作导致人际关系紧张，可采取示范和角色扮演等行为训练，增强其沟通和社交技巧。与患者建立良好的护患关系，取得信任。评估患者的兴趣爱好、特长，鼓励其参与一些可完成的、与人合作的游戏，锻炼其合作交往能力，从中让患者产生责任感和自我约束感。训练中应及时对患者的行为进行正性或负性强化，使其学会适当的社交技能，用新的有效的行为代替不恰当的行为模式。避免采取歧视、体罚或其他粗暴的教育方式，要不断运用表扬和鼓励的方式提高患者的自信心和自觉性。

2. 注意力训练 找患者的兴趣点，逐渐增加患者注意力持续的时间。如通过游戏比赛的方式，让患者积极地参与其中，尽可能地渲染游戏比赛的气氛，不给患者分散注意的时间。在制订游戏内容时要考虑到患者平时注意力可持续的时间，慢慢增加游戏的时间，让患者逐渐去提高控制注意力的能力。当患者能够按照要求完成游戏时，要给予积极的鼓励和表扬，必要时可以奖励患者一些其喜欢的小礼品。

（四）药物治疗护理

按医嘱督促患者按时按量服药，密切观察药物的治疗效果和不良反应，解释并帮助患者适应药物的不良反应，提高治疗的依从性。

（五）心理护理

与患者建立良好的护患关系，对患者要有耐心，关心爱护患者，树立治疗的信心，保证治疗的顺利进行。

（六）健康教育

帮助患者家长正确认识疾病的相关知识，鼓励其要坚持不懈地训练患者的自控力和注意力，训练中要有耐心，不断予以强化，切忌操之过急。可建立简单的规则，培养患者做事有始有终的好习惯。同时应加强学校和家庭的联系，共同开展儿童心理卫生工作。

第4节　抽动障碍及护理

案例14-4

患者，男性，8岁，3年级学生。因不自主发出清嗓声和耸肩2年就诊。患者于2年前无原因出现无法克制的清嗓声，持续3个月后自行缓解。2个月前开始不自主地耸肩、点头、歪嘴，因在课堂上无法克制而十分苦恼和自责。在考试前，或家长特别关注时发生频率明显增加，患者幼年生长发育正常。无神经精神疾病家族史。躯体检查无其他阳性发现。

问题：1. 请说出患者的主要护理诊断。

2. 对患者采取的护理措施有哪些？

一、概　　述

（一）概念

抽动障碍（tic disorder，TD）是起病于儿童和青少年时期的神经发育障碍，主要临床特征为不随意的、突发、快速、重复、刻板、非节律的一个部位或多部位运动抽动和（或）发声抽动。根据病程和临床表现分为短暂性抽动障碍（transient tic disorder）、慢性运动或发声抽动障碍（chronic motor or vocal tic disorder）、发声和多种运动联合抽动障碍（combined vocal and multiple motor tic disorder）三种临床类型。抽动障碍多数起病于学龄期，流行病学调查显示，5%～20%的学龄儿童曾有短暂性抽动障碍史。

（二）病因及发病机制

抽动障碍的具体病因不清。其发病机制可能是遗传、免疫、心理和环境因素共同作用的结果。发声和多种运动联合抽动障碍、慢性运动或发声抽动障碍以生物学因素，特别是遗传因素为主要病因。短暂性抽动障碍可能以生物学因素或心理因素之一为主要发病原因，也可能两者皆有。若以生物学因素为主，则容易发展成慢性运动或发声抽动障碍，或发声和多种运动联合抽动障碍；若以心理因素为主，则可能是暂时性应激或情绪反应，在短期内自然消失。

二、护理评估

（一）健康史

1. 评估患者发病的时间、具体表现、有无诱因、就医经过等。

2. 评估患者既往的健康状况，有无早产、围生期疾病及家族史等。

（二）精神状况

1. 基本症状　抽动主要症状是运动抽动和发声抽动，两类抽动症状又可分别表现为简单或复杂性抽动两种形式，抽动症状发生在单个部位或多个部位。运动抽动的简单形式是眨眼、耸鼻、歪嘴、耸肩、转肩或斜肩等，复杂形式如蹦跳、跑跳和拍打自己等。发声抽动的简单形式是清理喉咙、吼叫声、嗤鼻子、犬吠声等，复杂形式是重复语言、模仿语言、秽语（骂脏话）等。抽动症状的特点是短暂、快速、突然的、非节律性不随意运动，受意志控制者在短时间内可以暂时不发生抽动症状，但却不能较长时间地控制。在受到心理刺激、情绪紧张、躯体疾病或其他应激情况下发作较频繁，睡眠时症状减轻或消失。

2. 临床类型

（1）短暂性抽动障碍　又称抽动症，为最常见类型。主要表现为简单的运动抽动症状。起病于学龄早期，男性多见。患者多表现为简单的运动抽动，症状部位从头面部开始，如眨眼、挤眉、吸鼻、伸舌、点头等。少数患者可表现为简单的发声抽动症状，如清嗓、吼叫、犬吠或"啊"等单调的声音。有些患者的抽动可固定于同一部位，而有些患者的抽动部位可发生转化。抽动症状在1天内多次发生，持续2周以上，但不超1年。

（2）慢性运动或发声抽动障碍　多数患者症状为简单或复杂的运动抽动，少数患者症状为简单或复杂的发声抽动，在病程中不会同时有运动抽动和发声抽动。慢性抽动障碍病程持续，往往超过1年以上。

（3）发声和多种运动联合抽动障碍　又称图雷特综合征或抽动秽语综合征。以进行性发展的多部位运动抽动和发声抽动为主要特征。一般首发症状为简单运动抽动，以面部肌肉的抽动最多，呈间断性，少数患者的首发症状为简单的发声抽动。随着病程的进展，抽动的部位增多，逐渐累及肩部、颈部、四肢或躯干等部位，表现形式也由简单抽动发展为复杂抽动。其中约30%出现秽语症或猥亵行为。部分患者伴有重复语言和重复动作、模仿语言和模仿动作。40%～60%合并强迫性格和强迫症状，50%～60%合并注意缺陷多动障碍。病程持续迁延，对患者的社会功能影响很大。

（三）心理-社会状况

对患者在家庭、学校及社会中遇到的各种心理因素进行评估；评估患者家属对疾病的认识程度和对患者的关心支持程度等。

三、治疗要点

根据临床类型和严重程度选用治疗方法。对于短暂性抽动障碍或症状较轻者可只采用心理治疗。对于慢性运动或发声抽动障碍、发声和多种运动联合抽动障碍，或抽动症状严重者，则在使用药物治疗的同时采用心理治疗。

1. 心理治疗　主要包括家庭治疗、认知疗法和行为治疗。

2. 药物治疗　包括氟哌啶醇、硫必利、可乐定及非典型抗精神病药等。短暂性抽动障碍经治疗后症状可在短期内逐渐减轻或消失，预后良好。慢性运动或发声抽动障碍病程较长，但对日常生活、学习和社会适应能力影响不大。发声和多种运动联合抽动障碍的症状需较长时间服药才能控制，病情反复，预后较差。

链接　抽动障碍患者的预后

抽动障碍患者总体预后较好，多数抽动障碍患者长大后可正常工作和生活。但小部分抽动障碍患者在成年后可能会有长期的抽动症状和共患病，这将影响他们的生活质量和职业生涯。近50%的抽动障碍患者在青春期或成年期完全缓解，另有30%在成年期抽动症状减轻，高达20%的抽动障碍患者的抽动症状会迁延到成年期或终生。5%～10%的抽动障碍患者的抽动不仅在成年期恶化，且发展为严重的抽动障碍形式，特别是那些有共患病者。抽动障碍是一种慢性神经精神疾病，如管理不当，会对患者及其家属的健康生活质量产生显著的负面影响，早期干预和有效管理抽动障碍及其共患病，可有效改善患者生活。

四、主要护理诊断/问题

1. 有感染的危险 与带有自伤性的抽动行为有关。

2. 焦虑 与抽动的症状有关。

五、护 理 措 施

（一）基础护理

加强饮食调整，尽量减少食物添加剂、色素、咖啡及水杨酸等摄入。为患者提供安全、舒适、轻松、愉快的环境，作息规律，进行适当文体活动，防止过度疲劳或兴奋。患者应在轻松、和睦的气氛中生活和学习，避免对症状的负性暗示，以利于减少抽动。

（二）安全护理

对严重连续不断发生抽动或由于抽动造成躯体损伤的患者，需专人护理。除保证充分的休息、营养和水分外，可采取必要的安全措施，防止损伤。

（三）症状护理

由于患者可能存在不可自控的自伤性抽动行为，导致皮肤和躯体的损伤，易造成感染，因此护理人员要密切观察患者的躯体情况，如躯体皮肤的完整性情况及其他部位的损伤、体温变化等，必要时遵医嘱给予抗生素的治疗。

（四）药物治疗护理

严格遵照医嘱用药，不可擅自调整剂量或自行停药。应明确告知患者家属药物的不良反应，使其能够及时发现不良事件，并立即就医。同时告知家属应带患者定期复诊，以评估病情变化情况，进而调整治疗方案。

（五）心理护理

医护人员应给予患者足够的关爱和鼓励，给予其精神安慰，主动与患者交流。通过耐心和友好的护理态度为患者营造舒适、安全和亲密的治疗环境。了解患者的性格与心理特征，并肯定其治疗配合度。为大龄患者普及疾病知识，并通过正性强化提高其自制力，使其能够克制情绪，并使用消退法避免其不良行为。为患者提供家庭与社会支持，家属应耐心对待患者，创建和谐的家庭气氛，并应与学校老师积极沟通，使老师能够协助家属进行院外治疗。

（六）健康教育

1. 对患者 向年龄偏大的患者讲解抽动症状的发生原因，其病情能够通过临床治疗得到改善，让患者无须过度紧张，使其客观面对疾病，消除抑郁或焦虑等负面情绪。鼓励患者多与他人交流，懂礼貌、会合作，以被同伴接纳。指导其进行放松训练，如腹式深呼吸等，使其有效掌握放松疗法。

2. 对家属 向家属讲解发病原因、性质、临床症状与预后等知识，使其明白患者的异常表现源于疾病，不应责备患者。当患者出现疾病症状时不应过度紧张，不可立即提醒患者或责令其改正，而应采用耐心的态度面对患者，并与患者一起配合相关治疗，通过家庭干预疗法纠正患者病情。

自测题

A1/A2型题

1. 智商测试值为39，处于以下哪种智商水平（ ）
   A. 正常
   B. 轻度智力障碍
   C. 中度智力障碍
   D. 重度智力障碍
   E. 极重度智力障碍

2. 以下描述轻度智力障碍正确的是（ ）
   A. 智商为35～49
   B. 心理年龄为9～12岁
   C. 不能完成小学学业
   D. 有明显的躯体畸形
   E. 生活自理困难

3. 关于智力障碍不正确的描述是（ ）
   A. 智力发育低下
   B. 社会适应困难
   C. 起病与生物、心理及社会因素有关
   D. 属于广泛性发育障碍
   E. 起病于大脑发育成熟以后

4. 不属于孤独症谱系障碍核心症状的是（ ）
   A. 语言发育障碍
   B. 社会交往障碍
   C. 兴趣范围狭窄
   D. 刻板重复动作
   E. 精神症状

5. 对于孤独症谱系障碍康复最有效的护理措施是（ ）
   A. 安全护理
   B. 药物护理
   C. 心理护理
   D. 基础护理
   E. 康复训练

6. 下列哪项不是注意缺陷多动障碍的临床表现（ ）
   A. 注意力不集中
   B. 智力水平低

   C. 活动过多
   D. 自控力差
   E. 冲动

7. 患者，男性，10岁。因在课堂上无法安静听课，做事拖拉，丢三落四，经常无故发脾气于门诊就诊。首先考虑给予的药物是（ ）
   A. 抗焦虑药
   B. 抗抑郁药
   C. 抗精神病药
   D. 心境稳定剂
   E. 中枢兴奋剂

8. 患者，男性，9岁。从小活动量就比同龄儿大，喜欢跑步，手脚动个不停，喜欢翻箱倒柜，脾气大，要求多，若家人无法满足其所有需求则哭闹不止。学东西较别的孩子慢，尤其上小学后成绩跟不上，老师跟家长反映可能孩子智商有问题，家长带孩子进行韦氏儿童智力量表测验，测验值为72。考虑此患者最可能的诊断是（ ）
   A. 注意缺陷多动障碍
   B. 躁狂发作
   C. 孤独症谱系障碍
   D. 抽动障碍
   E. 智力障碍

9. 以下哪一项不是抽动症状的共同特点（ ）
   A. 有节律性
   B. 短时间内受意志控制
   C. 不随意
   D. 应激情况下发作较频繁
   E. 重复

10. 以下哪一项不是短暂性抽动的临床表现（ ）
   A. 眨眼
   B. 秽语
   C. 嗤鼻声
   D. 踢腿
   E. 耸肩

（张　融）

主要参考文献

褚梅林，井霖源，2019. 精神科护理学. 北京：北京大学医学出版社.

邓应梅，赵琳，王怡，等，2018. 国际疾病分类ICD-11的特点与新进展. 中华医院管理杂志，34（6）：462-465.

国家卫生健康委员会，精神障碍诊疗规范（2020年版）. [2020-12-07] http://www.nhc.gov.cn/yzygj/s7653p/202012/a1c4397 dbf504e1393b3d2f6c263d782.shtml

国家卫生健康委员会疾病预防控制局，2020. 致为精神卫生共同奋斗的70年. 北京：人民卫生出版社.

郝伟，陆林，2018. 精神病学. 8版. 北京：人民卫生出版社.

蒋慧玥，2020. 精神科护理学. 2版. 北京：科学出版社.

井霖源，2018. 精神科护理. 3版. 北京：人民卫生出版社.

雷慧，岑慧红，2018. 精神科护理. 4版. 北京：人民卫生出版社.

刘哲宁，杨芳宇，2017. 精神科护理学. 4版. 北京：人民卫生出版社.

卢青，孙丹，刘智胜，2021. 中国抽动障碍诊断和治疗专家共识解读. 中华实用儿科临床杂志，36（9）：647-653.

陆林，2018. 沈渔邨精神病学. 6版. 北京：人民卫生出版社.

鹿瑞云，2013. 精神科护理学. 北京：北京大学医学出版社.

马帮敏，2015. 精神科护理. 北京：中国中医药出版社.

曲振瑞，2018. 精神障碍护理. 郑州：河南科学技术出版社.

沈渔邨，2010. 精神病学. 6版. 北京：人民卫生出版社.

熊黎，2018. 精神科护理. 2版. 北京：中国中医药出版社.

于丽丽，陈月，陈晓密，2020. 精神科护理学. 北京：世界图书出版公司.

中华医学会儿科学分会发育行为学组，2020. 注意缺陷多动障碍早期识别、规范诊断和治疗的儿科专家共识. 中华儿科杂志，58（3）：188-193.

自测题参考答案

第1章

1. C 2. A 3. E 4. D 5. B

第2章

1. D 2. B 3. B 4. E 5. D 6. C 7. A 8. C 9. E 10. A

第3章

1. B 2. D 3. B 4. C 5. A 6. B

第4章

1. E 2. C 3. C 4. D 5. D

第5章

1. A 2. E 3. E 4. D 5. C 6. B 7. C 8. D 9. C 10. A

第6章

1. C 2. C 3. A 4. D 5. A 6. D 7. E 8. B

第7章

1. C 2. D 3. A 4. D 5. E 6. B

第8章

1. C 2. B 3. E 4. A 5. D 6. A 7. C 8. B

第9章

1. B 2. A 3. A 4. C 5. D 6. A 7. B

第10章

1. B 2. B 3. E 4. A 5. E 6. B 7. C

第11章

1. A 2. C 3. A 4. E

第12章

1. C 2. B 3. B 4. B 5. D 6. A 7. A 8. B 9. D 10. E

第13章

1. B 2. A 3. C 4. C 5. E 6. D

第14章

1. C 2. B 3. E 4. E 5. E 6. B 7. E 8. A 9. A 10. B